国医大师 尚德俊

血栓闭塞性脉管炎

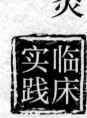
临床实践

主　审　尚德俊

主　编　秦红松

副主编　郝清智　张大伟　王雁南

编　者　王　彬　赵　波　许永楷
　　　　杨雪松　李涵泊　梁　刚
　　　　李会含　张　陆　刘　明
　　　　刘　政　张　玥　马淑贞

人民卫生出版社
·北京·

图书在版编目（CIP）数据

国医大师尚德俊血栓闭塞性脉管炎临床实践 / 秦红松主编 . —北京：人民卫生出版社，2023.12
ISBN 978-7-117-35779-1

Ⅰ. ①国… Ⅱ. ①秦… Ⅲ. ①血栓闭塞性脉管炎 – 中医临床 – 经验 – 中国 – 现代 Ⅳ. ①R259.43

中国国家版本馆 CIP 数据核字（2023）第 253034 号

人卫智网	www.ipmph.com	医学教育、学术、考试、健康，购书智慧智能综合服务平台
人卫官网	www.pmph.com	人卫官方资讯发布平台

国医大师尚德俊血栓闭塞性脉管炎临床实践
Guoyi Dashi Shang Dejun Xueshuan Bisexing
Maiguanyan Linchuang Shijian

主　　编：秦红松
出版发行：人民卫生出版社（中继线 010-59780011）
地　　址：北京市朝阳区潘家园南里 19 号
邮　　编：100021
E - mail：pmph @ pmph.com
购书热线：010-59787592　010-59787584　010-65264830
印　　刷：天津科创新彩印刷有限公司
经　　销：新华书店
开　　本：710 × 1000　1/16　　印张：12　　插页：2
字　　数：173 千字
版　　次：2023 年 12 月第 1 版
印　　次：2024 年 1 月第 1 次印刷
标准书号：ISBN 978-7-117-35779-1
定　　价：55.00 元

打击盗版举报电话：**010-59787491**　E-mail：**WQ @ pmph.com**
质量问题联系电话：**010-59787234**　E-mail：**zhiliang @ pmph.com**
数字融合服务电话：**4001118166**　E-mail：**zengzhi @ pmph.com**

尚德俊简介

▽

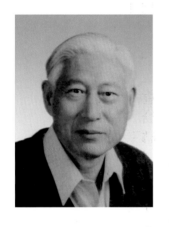

国医大师尚德俊（1932年3月—2020年2月），河南济源人，山东中医药大学教授。1955年9月毕业于山东医学院医学专业。1956年选调参加在天津举办的第一期西医离职系统学习中医班。

创立了中西医结合治疗周围血管疾病理论体系。主编的《血栓闭塞性脉管炎防治手册》对全国开展血栓闭塞性脉管炎治疗研究起到了推动作用。1978年全国科学大会上，"中西医结合治疗血栓闭塞性脉管炎"荣获国家一级成果奖。1979年，编著出版我国第一部周围血管疾病专著《周围血管疾病证治》，总结周围血管疾病治疗法则和辨证论治规律，提出了中西医结合、外科血瘀证和活血化瘀疗法、辨病与辨证、微观与宏观辨证等观点。是中国中西医结合学会周围血管疾病专业委员会的创始人之一。

先后获"全国医学科研先进工作者""全国老中医药专家学术经验继承工作指导老师""山东省有突出贡献的名老中医药专家"等荣誉称号；2014年8月，被授予"国医大师"荣誉称号；2019年9月，被授予"全国中医药杰出贡献奖"。

前　言

国医大师尚德俊教授20世纪60年代以中医治疗血栓闭塞性脉管炎为开端,采取辨病与辨证相结合,以病串证,根据血栓闭塞性脉管炎的发病过程、证候变化,应用多种中药方剂进行系统的临床疗效观察,获得有效率87%和临床治愈率46.4%的良好效果,并把截肢率降低到9.5%。尚德俊教授系统研究活血通脉饮、白花丹参注射液、四虫片、活血通脉片、通脉安、中药麻醉药、坏死肢体手术处理等治疗的临床效果,均具有较高的水平。他在总结血栓闭塞性脉管炎辨证论治经验的基础上,将临床各期分为阴寒证、血瘀证、湿热证、热毒证和气血虚证5型进行辨证论治。并根据传统医学血瘀证和现代医学认识,明确提出血栓闭塞性脉管炎的病机是血脉不通,活血化瘀法是治疗此病的主要特点。1971年尚德俊教授主持召开首届全国中西医结合治疗血栓闭塞性脉管炎经验交流学习班,并主编出版我国第一部血栓闭塞性脉管炎专著——《中西医结合治疗血栓闭塞性脉管炎》。首次总结了血栓闭塞性脉管炎临床分型、病变程度和治疗时间与治疗效果之间的关系。这些研究方法和结果,对于在全国范围内如何进行中药临床研究,起到了示范和推动的作用。

为全面总结国医大师尚德俊诊治血栓闭塞性脉管炎的研究经验,进一步推动该病的防治和研究工作,编者根据20多年来系统整理尚德俊教授相关血栓闭塞性脉管炎的文献,以及跟随尚德俊教授临诊实践的受教体会,参阅有关医学资料,编著了《国医大师尚德俊血栓闭塞性脉管炎临床实践》这本书,以完整保留尚德俊教授的学术特色和经验。

本书共分十一章,分别讲述了中医学的认识、血栓闭塞性脉管炎发病的原因、病理变化、主要症状体征、诊断检查、鉴别诊断和临床治疗等,收录尚德俊教授发表的血栓闭塞性脉管炎相关论文和撰写的主要学术文章,并介绍了尚德俊教授治疗的临床经验和体会,书后还附有治疗血栓闭塞性脉管炎常用中草药和有效验方等内容,可供医务人员研究和临床医疗参考。文中部分检验数值为旧制单位,因无法换算,仅供参考。

　　本书的编著和出版,人民卫生出版社给予热情帮助和大力支持,对此表示真诚的感谢。

　　由于我们水平所限,书中难免有不足甚或错漏之处,希望广大医务人员,提出宝贵意见,以便再版时进一步修改。

编者

2023 年 11 月

目　录

第一章

中医学对血栓闭塞性脉管炎的认识

血栓闭塞性脉管炎是现代医学的病名,其临床表现包括在中医学的"脱疽"范围内。"脱疽"是已发生肢体坏疽的血栓闭塞性脉管炎的典型描述,但中医对本病的早期表现(未出现肢体破溃坏死时)缺乏明确的记载,可能部分临床表现相当于中医"痹"等疾病范围。

血栓闭塞性脉管炎的表现早在《黄帝内经》(公元前5世纪～公元前3世纪)中已有记载。《灵枢·痈疽》谓:"发于足指,名脱痈。其状赤黑,死不治;不赤黑,不死。不衰,急斩之,不则死矣。"已经认识到包括血栓闭塞性脉管炎在内的"脱痈"疾病的特点,并提出了手术处理方法。这无疑是在总结临床经验的基础上所得出的结论。汉代《华佗神医秘传》载:"此症发生于手指或足趾之端,先痒而后痛,甲现黑色,久则溃败,节节脱落。宜用极大生甘草,研成细末,麻油调敷……内服药用:金银花三两,玄参三两,当归二两,甘草一两,水煎服。"这是最早总结的"脱疽"内服药物疗法和外治疗法。这四味大剂量解毒养阴活血药物,被近代誉称为"四妙勇安汤",是治疗血栓闭塞性脉管炎等周围血管疾病的极其宝贵的经验。至晋代皇甫谧的《针灸甲乙经》(公元3世纪),和南北朝时期我国最早的外科学专著——龚庆宣重编的《刘涓子鬼遗方》(公元5世纪)开始改名为"脱疽"。到了唐代孙思邈的《千金翼方》也有"脱疽"记载,由于受《黄帝内经》强调施行手术治疗"脱疽"的思想影响,也主张"毒在肉则割,毒在骨则切"的手术治疗。

到了明代,中医学对血栓闭塞性脉管炎的认识已积累了相当丰富的临床经验,并有了新的发展。如陈实功的《外科正宗》(1617年)有《脱疽论》专篇论述:"凡患此者,多生于手足,故手足乃五脏枝干,疮之初生,形如粟米,头便一点黄泡,其皮犹如煮熟红枣,黑气侵漫,相传五指,传遍上至脚面,其疼如汤泼火燃,其形则骨枯筋练,其秽异香难解。"对"脱疽"的病因和发病机制、症状、预后和治疗均有记载,除内服中药治疗(解毒济生汤、人参养荣汤、补中益气汤、十全大补丸等)外,还应用针灸、熏洗和外用药粉等疗法。并指出肢体坏疽发展的严重性,"若割取之后,黑色仍漫,痛肿尤甚,败恶无脓,口干舌硬,精神不爽,食不知味者终死。"可以说这是记载"脱疽"最详细、最重要的一部著作。

申斗垣的《外科启玄》(1604年)谓:"是足之大指、次指,或足溃而脱,故名脱疽。是脾经积毒下注而然,赤色,先肿痛及不痛,俱以蒜灸之,人参败毒托里之剂治之。若色紫黑者急斩去之,如黑上至踝骨不治。"主张"脱疽"早期可以应用针灸和内服中药治疗,至晚期发生紫黑坏死者首应施行手术切除。这种治疗原则是很正确的。此外,李梴的《医学入门》、薛己的《外科发挥》、汪机的《外科理例》、陈文治的《疡科选粹》和王肯堂的《证治准绳》等书均有"脱疽"记载。

至清代,中医学对血栓闭塞性脉管炎有了更进一步的认识,对"脱疽"的病因、发病机制和临床表现论述颇详,丰富了临床治疗方剂,有了比较成熟的治疗方法。如祁坤的《外科大成》(1665年)有"足部"篇言"脱疽,生于足大指,亦生手大指……""惟大指为脱疽,其余足指患之则为敦疽……肿痛色赤,自溃者由元气虚而湿毒壅盛也"。其载有"截法",将坏死足趾截除,并指出用灸法治疗。王洪绪的《外科证治全生集》(1740年)强调外科疾病"以消为贵,以托为畏",主张"脱骨疽"以内服阳和汤、小金丹和犀黄丸治疗。鲍相璈的《验方新编》主张应用"四妙勇安汤"治疗。过玉书的《增订治疗汇要》中有"脱骨疗"专节论述,载有顾步汤、除湿保脱汤和顾步保脱汤等治疗方剂。高秉钧的《疡科心得集》中称"脱疽者,足趾生疗"。高思敬的《外科医镜》中称为"脱节风"。沈金鳌的《杂病源流犀烛》中有"脱骨疽""脱疽""敦疽"名称,强调"内服仙方活命饮加牛膝"治疗。此外,吴谦等的《医宗金鉴》、邹五峰的《外科真诠》、顾世澄的《疡医大全》、高文晋的《外科图说》、陈士铎的《外科秘录》等书也均有"脱疽"记载。

综上所述,中医学对"脱疽"的认识和治疗积累了宝贵的经验,对于目前中西医结合防治血栓闭塞性脉管炎仍有很大价值。而现代医学直到 1879 年威尼华特(Winiwarter)对本病才有初步描述。1908 年贝尔格(Buerger)进行了临床观察和病理变化研究,认为是动脉急性炎症,最后导致血栓形成,正式定名为血栓闭塞性脉管炎,故本病后来又被称为 Buerger 病。

第二章

▽

中西医结合治疗血栓闭塞性脉管炎的研究进展

中华人民共和国成立前,虽然中医学在治疗血栓闭塞性脉管炎积累了宝贵的经验,但没有被重视,未能得到发展和提高。

中华人民共和国成立后,认真贯彻党的中医政策,努力发掘和整理研究中医学,开展中西医结合,推动了血栓闭塞性脉管炎的临床研究,使中西医结合治疗血栓闭塞性脉管炎取得了显著成绩,对发展我国血管外科学做出了贡献。

一、基础研究

1958 年吉林医科大学刘开琏、王嘉桔等报道,应用动脉造影、血流量测定等检查,对四妙活血汤的作用原理进行研究,认为具有解除血管痉挛、促进肢体侧支循环的形成、改善患肢的血液循环的作用。通过开展中西医结合研究,对血栓闭塞性脉管炎血瘀本质和活血化瘀的疗效原理进行了研究,取得了新的进展。1976 年中国医学科学院报道活血化瘀法治疗 200 例血栓闭塞性脉管炎,显效率 71.5%,有效率 94.0%。并对其作用原理进行研究,认为中医学的血瘀即是血液循环障碍,尤其是微循环障碍,而活血化瘀疗法能够增加血流量,改善血液循环;减弱血液凝固,防止血栓形成;改善微循环,促使血流加速,改善局部组织营养。同年,西安医学院第一附属医院通过热循环指数、肢体微循环、血液凝固等检查,表明治疗血栓闭塞性脉管炎的活血化瘀药[通脉汤:鸡血藤、当归、赤芍、川芎、桃仁、红花、穿山甲(现为受保护动物,需用替代品)、血竭、乳香等]具有改善肢体末梢血液循环、降低血浆纤维蛋白原的作用,可能有促进纤溶等作用。1976 年上海第一医学院对各种血瘀证病人的血液流变性进行研究,证明各种血瘀证病人所共有的血液循环和微循环障碍是在血液的流变性和血液黏稠度异常的基础上产生的。血栓闭塞性脉管炎病人血液黏稠度增高主要是由于红细胞、血小板表面电荷的减少而引起的红细胞、血小板的聚集和凝结,活血化瘀药都具有改善血液流变性和血液黏稠度异常的作用,可纠正血液循环和微循环障碍。1979 年山东中医学院研究表明,血栓闭塞性脉管炎病人血液黏稠度增高,红细胞电泳时间延长,红细胞沉降率(简称血沉)加快,因此血液处于黏聚状态。通过活血化瘀治疗,湿热型病人用四妙勇安汤加味,可使血浆黏稠度下降,红细胞电泳时间缩短;血瘀型病人用活血通脉饮,可使全血黏度下降,红细胞、血小板电泳时间缩短。随着血栓闭塞性脉管炎病人的血液流变性和血液黏稠度的改善,临床症状好转或治愈。

1993 年葛金文等研究血栓闭塞性脉管炎病人氧自由基与前列环素的变化及其与中医辨证分型的关系,对 56 例病人血浆丙二醛(MDA)、6- 酮 - 前列腺素 F1α(6-Keto-PGF1α)的含量和红细胞超氧化物歧化酶(Ery-SODA)进行检测,结果表明病人脂质过氧化反应剧增,并可能参与血管内皮细胞(VEC)损伤。1995 年彭德才等对 25 例血栓闭塞性脉管炎的病理和免疫组化进行研究,累及足底动脉、足背动脉、胫前动脉、腘动脉有 12 例,检测 16 例血清 IgG、IgA、IgM 均有不同程度升高,病变活动期升高较明显,尤其 IgG 有 10 例明显升高。2000 年周晓辉等采用 ZT 医用胶(氰基丙烯酸酯医用粘合剂)对血栓闭塞性脉管炎造模方法进行改进。2006 年 Kröger K 在一项研究中,将血栓闭塞性脉管炎病人与对照组比较,其血清中多种免疫复合物水平显著升高,如抗内皮细胞抗体、抗中性粒细胞抗体(anti-neutrophil cytoplasmic antibody,ANCA)和抗心磷脂抗体(anticardiolipin antibody,ACA)。2011 年 Undas A 在稳定期病人中观察到高浓度的 D- 二聚体、组织型纤溶酶原激活剂、纤溶酶原激活物抑制剂 -1 和纤维蛋白肽 A,这可能是炎性激活的结果。2015 年杨清等对血栓闭塞性脉管炎病人血清内皮素 -1(ET-1)、一氧化氮(NO)和 C 反应蛋白(CRP)的含量检测,探讨指标变化在发病发展中的作用。2018年祝爱东等研究血栓闭塞性脉管炎病人外周血核因子 κB（NF-κB）表达量与细胞因子、内皮损伤的相关性，认为病人外周血中 NF-κB 的高表达能够促进炎症及免疫细胞因子过度分泌、加重内皮细胞损伤。

二、临床研究

（一）诊断方法

　　检查诊断方面，1963年王嘉桔等对 86 例血栓闭塞性脉管炎病人进行动脉造影研究。1965年吉林医科大学王牧等对 118 例血栓闭塞性脉管炎病人的心电图改变进行研究，有不正常者 102 例（86.4%），认为发病时间愈长，四肢病变程度愈重，四肢血管受累数愈多，心电图改变亦愈明显，异常心电图发生率愈高。1978 年上海第二医学院附属瑞金医院报道 3 例血栓闭塞性脉管炎合并心肌梗死。1979 年北京东外医院赵恩厚首先报告，对血栓闭塞性脉管炎病人应用二氧化碳气体进行肢体动脉造影成功。焦明德等（1979 年）和湖南省津市市中医医院杨成芬（1980 年）对血栓闭塞性脉管炎病人的肢体血流图进行研究。1980 年广州市中医医院对 50 例血栓闭塞性脉管炎病人的甲皱微循环进行观察，脉管炎中医分型与甲皱微循环分型大体相符合。同年，金惠铭等报道观察 40 例血栓闭塞性脉管炎病人指（趾）甲皱微循环，发现病人足趾微循环有明显障碍，尤以微血流异常最显著，并与病情呈平行关系，观察 13 例重病人用活血化瘀药治疗后，能改善大部分病人的微循环障碍，微循环障碍改善与临床症状好转之间的符合率为 70.9%。1981 年山东中医学院曹振华等报道 60 例血栓闭塞性脉管炎病人的心脏功能改变，有异常者 73.3%，认为心功能异常与血栓闭塞性脉管炎有密切关系。1994 年赵文研等对 200 例血栓闭塞性脉管炎病人进行舌象观察，对舌象改变机制进行初步探讨。1997 年朱凡河等对 160 例血栓闭塞性脉管炎病人进行了血液流变学五项指标的检测，结果表明该病病人血液处于高黏高凝状态，红细胞的变形能力低下，体外血栓形成过长、过重。1997 年王耀普对血栓闭塞性脉管炎 514 例误诊进行了分析。

2000 年任艳等初步总结血栓性闭塞性脉管炎彩超诊断价值。2007
年李开成等探讨多层螺旋 CT（MSCT）血管成像在诊断下肢血栓闭塞
性脉管炎中的临床应用价值,认为 CT 血管成像可以清晰显示血栓
闭塞性脉管炎下肢动脉的改变,有助于明确诊断和治疗。2019 年张
金山等探析对血栓闭塞性脉管炎疾病病人应用二维彩超检查方式的
临床诊断价值。

（二）治疗方法

1. 辨证分型治疗　　山东中医学院附属医院于 1959 年开始对血
栓闭塞性脉管炎的辨证论治进行临床观察。1960 年天津市津沧医
院（现沧州市中心医院）报道,中西医结合以四妙勇安汤为主治疗
120 例血栓闭塞性脉管炎,总结中医辨证论治分为四型:①虚寒型,
治以散寒回阳、温经通络;②瘀滞型,治以活血化瘀;③毒热型,治以
清热解毒、滋阴凉血;④气血两虚型,治以补气养血。此为国内首先
总结血栓闭塞性脉管炎的辨证论治经验。1960 年 3 月在河北省保
定召开了华北地区血栓闭塞性脉管炎学术经验交流会。1964 年上
海中医学院顾伯华等报告 4 例血栓闭塞性脉管炎的辨证论治,分为
寒湿型、湿热型、气血两虚型进行治疗。1971 年 10 月在济南召开了
全国中西医结合治疗血栓闭塞性脉管炎经验交流学习班,交流学术
论文 32 篇,积累了 2 811 例血栓闭塞性脉管炎中西医结合治疗经验,
平均截肢率 2.65%。济南市中医医院治疗 222 例血栓闭塞性脉管炎,
中医辨证论治分为五型:①虚寒型,治以温经散寒、活血化瘀;②气血
瘀滞型,治以通经活络、活血化瘀;③湿热型,治以清热利湿、活血通
络;④热毒型,治以清热解毒、疏通血脉;⑤气血两虚型,治以大补气
血。临床治愈率 45%,有效率 93.6%。黑龙江中医学院附属医院治
疗血栓闭塞性脉管炎,以西医分期结合辨证论治:①局部缺血期（阳
虚寒湿型）,治以补阳通脉、温经散寒;②营养障碍期（气滞血瘀型）,
治以活血化瘀;③坏死期（阴虚毒热型）,治以养阴活血、清热解毒。
广州市中医医院报道中西医结合治疗血栓闭塞性脉管炎,总结 1972
年至 1976 年治疗的 364 例病人,中医辨证论治分为虚寒型、血瘀型、
热毒型、气血两虚型、肾虚型,临床治愈率 84.1%,有效率 97.0%,截肢
率 2.5%。江苏省中医研究所 1975 年报道中西医结合治疗 206 例血

栓闭塞性脉管炎,中医辨证论治分为脉络瘀阻证、血瘀化热证、热毒壅滞证、湿热瘀结证,临床治愈和显效率81.92%,认为培补气血可以提高疗效。1978年尚德俊教授(以下简称尚老)总结山东中医学院附属医院中西医结合治疗401例血栓闭塞性脉管炎,大多数为坏死期病人共291例(72.6%),中医辨证论治分为阴寒型、血瘀型、湿热下注型、热毒炽盛型和气血两虚型,临床治愈率46.4%,有效率87.0%,截肢率9.5%,并总结血栓闭塞性脉管炎肢体坏疽的局部处理经验,施行单纯坏疽组织切除,术后创口顺利愈合率85.07%,趾(指)部分切除一期缝合术,创口愈合优良率83.0%~92.5%。1984年袁鹤青等报道中西医结合治疗血栓闭塞性脉管炎454例,认为对虚寒型应使用大剂量的方药。1999年殷芷华总结210例血栓闭塞性脉管炎病人,病人均为男性,辨证分型分为虚寒型、血瘀型、热毒型、气血双亏型。2016年肖德宽等总结辨证分型包括气血两虚证、热毒证、血瘀证、阴寒证、湿热证,用方为分别人参养荣汤和八珍汤、五味消毒饮和失笑散、桃仁四物汤、阳和汤、四妙散,以此法对144例血栓闭塞性脉管炎病人进行分组治疗,静息痛和肢体发凉的治愈率达80%以上。

2. 单方治疗　1954年河北省沧县专区人民医院在我国首先报道应用中药四妙勇安汤(金银花、玄参、当归、甘草)治疗血栓闭塞性脉管炎,并取得显著效果。嗣后于1956年报道该院释宝山中医应用四妙勇安汤和犀黄丸治愈34例动脉闭塞性坏疽的经验。北京中医医院魏正明(1957年)、山东省烟台市莱西县卫生院(莱西市人民医院)安省亮(1958年)、北京中医研究院宋仁康(1959年)、山西省晋北专区忻定人民医院(1959年),牡丹江市立第一医院李振华等(1959年)、福建省龙溪专区医院(1959年)和王锦云(1959年)等均先后报道应用四妙勇安汤、顾步汤、犀黄丸等方剂治疗血栓闭塞性脉管炎有满意效果。1958年河北省天津专区第一医院应用四妙勇安汤为主治疗51例血栓闭塞性脉管炎,治愈50例,仅1例施行截肢。1958年吉林医科大学刘开琏、王嘉桔等报道,应用中药四妙活血汤(蒲公英、紫花地丁、玄参、当归、黄芪、生地黄、丹参、牛膝、红花、连翘、黄芩、黄柏等),治疗血栓闭塞性脉管炎并取得满意效果,可控制肢体坏疽感染发展,促进分界线形成。此后他们继续开展中西医结合治疗研究,于1963年报道应用四妙活血汤治疗120例血栓闭塞性脉管炎,肯定了疗效,临床治愈和显效率达到90.7%,仅有3例肢体严重坏疽感染而施行小腿截肢。1959年济南市中医医院李廷来等报道,应用阳和汤、顾步汤治疗25例血栓闭塞性脉管炎,治愈14例,进步7例,有效率84%。1960年雷爱光等报道应用四妙勇安汤治疗30例血栓闭塞性脉管炎,28例取得满意效果。通过临床研究,认为四妙勇安汤具有缓解血管痉挛,促进血管扩张,增加肢体侧支循环,改善患肢营养状况的作用。1965年7月在南京召开中医中药治疗血栓闭塞性脉管炎临床研究工作会议,交流了中西医结合治疗血栓闭塞性脉管炎的经验。河北省沧州专区人民医院、辽宁中医学院附属医院、江苏省中医研究所、山东中医学院附属医院、北京中医医院、重庆市第一中医院、长春中医学院附属医院、湖南中医药研究所等以中西医结合辨证论治为主治疗血栓闭塞性脉管炎,共计931例,取得显著疗效,临床治愈和显效率为55%~83.3%,截肢率3.33%,明显降低了截肢率。1972年广东省五华县医院报道应用毛披树治疗319例血栓闭塞性脉管炎,临床治愈率28.8%,显效率18.8%,有效率80.2%。认为对偏阳型脉管炎效果满意,经过研究,毛披树具有扩张血管、促进血液循环、抗菌消炎作用。山东省章丘县埠村医院1967年开始发掘应用民间验方白花丹参治疗血栓闭塞性脉管炎,至1976年总结报道治疗147例病人,临床治愈率22.4%,有效率91.8%,经过治疗患肢血液循环有不同程度的改善,可以减轻疼痛和促进溃疡愈合,临床分组对比观察,白花丹参的疗效高于紫花丹参。吉林省中医中药研究所等(1977年)应用长白瑞香、白求恩医科大学第三临床学院等(1979年)应用过山蕨治疗血栓闭塞性脉管炎均有效。1980年中国医学科学院血液学研究所应用通脉灵(活血化瘀药)治疗血栓闭塞性脉管炎,治疗109例病人,显效率63.3%,实验研究表明通脉灵具有扩张血管、解除血管痉挛、降低血管外周阻力、改善血液性状等作用。1984年江苏省中医研究所顾亚夫等筛选出有效的方药,制成通塞脉片,治疗血栓闭塞性脉管炎135例,疗效显著,并进行了有关的实验研究。1995年李贞等用验方四妙勇安汤增量加味,治疗92例血栓闭塞性脉管炎,认为此方不但适用于"热毒型",对于"虚寒型""淤滞型"乃至"两虚型"皆可应用。2003 年湖南中医学院附属第一医院外科应用脉管通胶囊(当归、鸡血藤、丹参、黄芪、赤芍、郁金、牡蛎、皂角刺等)治疗 40 例血栓闭塞性脉管炎取得效果。2004 年济南市中医医院报道根据乔鸿儒的经验方研制的复元丸[主要由丹参、当归、川芎、延胡索、乳香、没药、蜈蚣、穿山甲(现为受保护动物,需用替代品)、血竭、全蝎、牛膝、附子、木防己、枳壳、青皮组成]治疗血栓闭塞性脉管炎的经验。2008 年,姜杰瑜等采用四妙勇安汤加味口服及白玉膏加味外敷的方法治疗血栓闭塞性脉管炎热毒型病人 80 例,总治愈率达 76.9%。王超等 2016 年报道用独活寄生汤治疗寒湿型血栓闭塞性脉管炎,治疗组 40 例,显效 25 例,有效 10 例,总有效率为 87.5%。2017 年西安市中医医院外科报道脉管复康片联合贝前列素钠治疗血栓闭塞性脉管炎的临床研究。何强等 2018 年采用肢痛逐瘀汤治疗血栓闭塞性脉管炎 40 例,治愈 10 例,显效 13 例,有效 8例,总有效率为 77.5%。

　　3. 注射液治疗　1956 年北京孙衍庆等报道,应用 2.5% 硫酸镁溶液静脉滴注系统治疗 90 例血栓闭塞性脉管炎,均能使症状及体征有好转。四川省人民医院(1972 年)应用 10% 红花注射液静脉滴注,中国人民解放军一四一医院(1973 年)应用穿心莲注射液患肢股(肱)动脉或静脉注射,湖北医学院附属第二医院(1975 年)应用5%~10% 当归注射液经神经干和股动脉注射治疗血栓闭塞性脉管炎,均取得近期较好效果。1976 年上海第一医学院附属中山医院报道,应用复方丹参注射液静脉滴注治疗 14 例血栓闭塞性脉管炎,有13 例取得效果。中国人民解放军四零七医院(1988 年)应用蝮蛇抗栓酶治疗血栓闭塞性脉管炎,之后的升级产品抗栓酶、降纤酶也开始用于临床,均有效果。2001 年王勇等总结中西医结合治疗血栓闭塞性脉管炎,A 组用维脑路通注射液,B 组用复方丹参注射液静脉滴注,两组同时用川芎嗪注射液股动脉注射,共治疗 360 例,A 组总有效率为 84.4%,B 组总有效率为 96.7%。2004 年范廷校等对脉络宁口服液与注射液治疗血栓闭塞性脉管炎的疗效进行对比观察。2005 年邵文生等报道前列地尔注射液治疗血栓闭塞性脉管炎 52 例取得效果。2007 年喜斌等报道静脉滴注疏血通注射液治疗血栓闭塞性脉管炎 45 例,1 个疗程后疼痛改善者占 78%,治疗 2 个疗程以上疼痛改善者占 87%。2014 年周和成等用前列地尔联合丹参酮ⅡA磺酸钠治疗血栓闭塞性脉管炎 23 例,总有效率为 95.8%。2018 年吴忠隐等以银杏叶提取物经股动脉持续泵入治疗坏死期血栓闭塞性脉管炎获得疗效。2019 年于鑫鑫等观察丹参川芎嗪注射液穴位注射疗法治疗血栓闭塞性脉管炎病人的临床疗效。2020 年徐妹芳对采用蕲蛇酶联合中药治疗 198 例血栓闭塞性脉管炎病人的疗效进行了临床总结。

4. 针灸推拿治疗　1971 年沈阳医学院第一附属医院报道穴位穿线治疗血栓闭塞性脉管炎 102 例,近期疗效满意。上海第二医学院附属瑞金医院电针治疗血栓闭塞性脉管炎 410 例,有效率 83.9%,截肢率 1.2%。山东省荣成县人民医院盛永祺应用推拿疗法治疗 4 例血栓闭塞性脉管炎,3 例显著好转。1997 年邱陆等以针刺治疗血栓闭塞性脉管炎出现的足剧痛 60 例,获得效果。2011 年周长振等报道,选用穴位,强刺激后再加 685 电疗仪的方法治疗血栓闭塞性脉管炎。同年杜景辰等选取 30 例血栓闭塞性脉管炎病人进行电针夹脊穴治疗,连续 20 次后,病人肢体疼痛、冷感、间歇性跛行等临床观察指标均有明显改善。

5. 外用药治疗　2010 年商月娥等报道用中药湿敷临床治疗 40 例血栓闭塞性脉管炎,临床控制 20 例,显效 11 例,有效 6 例,总有效率为 92.5%。2012 年章练红应用金黄散膏外敷治疗血栓闭塞性脉管炎伴发皮肤溃疡,临床治愈率达 83.3%。2017 年佛山市中医院用自行研制的伤科黄水中药湿敷洗涤剂(由紫草、栀子、黄柏等组成,具有清热解毒、消肿止痛、活血化瘀、祛腐生肌的作用),用于早期脉管炎肢端颜色变暗,未有明显变黑坏死。2018 年黄南等报道,用名老中医牟重临的经验方通阳活血方熏洗联合西药常规治疗血栓闭塞性脉管炎,疗效较单纯西药明显。

6. 手术治疗　1951 年浙江大学医学院刘震华报道腰交感神经节切除治疗 7 例血栓闭塞性脉管炎。1958 年上海市第四人民医院徐宝彝等在国内首先报道应用肾上腺次全切除术治疗 12 例血栓闭塞性脉管炎,腰交感神经和肾上腺联合切除者 11 例,有 10 例效果满意。1960 年黄耀权等报道交感神经切除治疗 70 例血栓闭塞性脉管炎，有满意效果约 60%，有 7 例施行截肢。1962 年刘开琏、王嘉桔等报道 50 例血栓闭塞性脉管炎施行 55 次腰交感神经节切除，失访 1 例，效果良好者（18 例）36.7%，有 9 例施行了高位截肢（18.4%），认为交感神经节切除适用于早期病人，对晚期病人效果差，而远期效果不好，复发及症状明显者高达 58.0%。1964 年上海第六人民医院钱允庆等报道应用自体大隐静脉移植转流术治疗 3 例血栓闭塞性脉管炎获得成功。1966 年，上海第一医学院附属中山医院冯友贤等报道采用自制剥脱环进行半开放式动脉血栓内膜剥除术治疗 18 例下肢血栓闭塞性脉管炎，北京医学院第一附属医院李家忠等报道采用半开放式血栓内膜剥除术治疗 14 例血栓闭塞性脉管炎，均疗效满意。1973 年锦州医学院附属医院于永显等报道交感神经节切除或合并肾上腺切除治疗 76 例血栓闭塞性脉管炎，其中交感神经节切除合并单侧肾上腺大部分切除 60 例，交感神经节切除 16 例，随访 1 个月至 10 年，疗效显著 48 例，进步 19 例，差 3 例，复发 6 例。1979 年又总结治疗 310 例病人，显效率 80.4%，认为第一期病人单纯交感神经节切除效果好，第二期、第三期病人以交感神经节切除合并单侧肾上腺切除效果满意。1980 年山东中医学院附属医院赵绚德等报道中西医结合治疗血栓闭塞性脉管炎 75 例截肢，热毒炽盛型 64 例，湿热下注型 9 例，血瘀型 2 例；19 例股部截肢，只有 5 例为股动脉搏动消失，小腿截肢的 55 例中，有 10 例股动脉搏动消失，30 例腘动脉搏动消失，计有 45 例在动脉闭塞部位平面之下截肢。认为经过中西医结合辨证论治为主治疗后，患肢侧支循环建立较好，血运改善，因此截肢平面可以下降，一般施行膝下小腿截肢就能获得成功。1984 年，广安门医院裴玉昆报道静脉动脉化兼服中药治疗血栓闭塞性脉管炎 6 例。1988 年华北石油总医院陈立章总结游离大网膜移植治疗血栓闭塞性脉管炎 50 例经验，二期 18 例，三期 1 级 28 例，三期 2 级 4 例。2001 年曲龙等采用胫骨横向搬移血管再生术治疗 1 例血栓闭塞性脉管炎病人。2012 年张金池等报道应用腹腔镜下腰交感神经节切除术治疗 23 例血栓闭塞性脉管炎的可行性和临床疗效研究。同年王铭义等联合应用取栓、溶栓、腔内球囊扩张等方式治疗 56 例病人，术后近期总有效率为 92.9%,治愈率为 32.1%,有效率为 60.8%,无效率为 7.1%,病人患肢疼痛明显缓解,溃疡创面基本达到愈合标准,仅有 2 例病人在支架植入术后 1 年随访中出现支架内再狭窄和闭塞导致保肢失败。2014 年汤敬东等应用去股浅动脉交感神经化治疗血栓闭塞性脉管炎 3 例。2015 年赵鹏举等采用足趾部分切除缝合术治疗血栓闭塞性脉管炎肢端坏死,治疗时间明显短于对照组。2016 年徐晨婕等采用超声定位对下腰交感神经节射频热凝,对治疗下肢血栓闭塞性脉管炎病人的顽固性疼痛有疗效。2017 年孙英伦等采用自体外周血干细胞移植联合置管溶栓术重建血栓闭塞性脉管炎病人的下肢血供,认为可以降低截肢平面。同年李笃强等报道治疗 92 例血栓闭塞性脉管炎病人,28 例采用传统术式的自体大隐静脉倒置旁路转流术,64 例病人采用血管腔内介入的动脉置管溶栓和球囊扩张成形术,介入治疗组临床疗效及治愈率明显优于传统术式组。2017 年汤敬东等,对 30 例血栓闭塞性脉管炎病人行血管腔内射频消融术,术后成功率为 100%。同年白超等对血栓闭塞性脉管炎射频消融术后并发症进行分析,认为术后血管内血栓形成是其主要并发症。2019 年张东东等比较了药物涂层球囊与无涂层球囊治疗血栓闭塞性脉管炎的临床效果。2019 年唐石晶等对射频消融、干细胞移植及药物灌注治疗血栓闭塞性脉管炎的有效性及安全性进行临床研究。

7. 其他治疗　1955 年武汉市立第二医院高有炳等报道应用脐带组织疗法治疗血栓闭塞性脉管炎。1959 年河南医学院曾涟乾等报道,应用西医方法治疗 25 例血栓闭塞性脉管炎,有 13 例截肢。上海第二医学院附属瑞金医院(1976 年)应用超声波治疗 30 例血栓闭塞性脉管炎,显效率 36.6%,有效率 83.3%,认为对气滞血瘀型脉管炎以及肢体血栓性浅静脉炎结节、索条状物和小创面长期不愈者效果较好。上海第二医学院附属瑞金医院(1974 年)、江苏新医学院等(1974 年)、吉林医科大学第三临床学院等(1976 年)、白求恩医科大学第三临床学院王嘉桔等(1978 年)和尚老(1979 年)均先后作了应用中药麻醉治疗血栓闭塞性脉管炎的报道,认为其能够扩张周围血管,改善血液循环和微循环,并有止痛作用,临床应用效果满意。

1978 年济南市第三人民医院在国内首先报告股动脉注射二氧化碳气体治疗血栓闭塞性脉管炎。1979 年福建医科大学附属医院报道应用高压氧治疗血栓闭塞性脉管炎 20 例,其中一期 1 例,二期 7 例,三期 12 例,治疗后患肢缺血明显好转,溃疡缩小或愈合。1988 年郑萍用中药麻醉法治疗重症血栓闭塞性脉管炎肢端坏疽 30 例,其中重度疼痛 20 例,采用中麻 I 号,每次 5mg;或中麻 II 号,每次 3mg,结果 26 例有效,4 例无效。黑龙江中医学院附属医院(1978 年)应用超声波中药导入法治疗血栓闭塞性脉管炎。祁光裕等 1995 年用正负压交替疗法,治疗血栓闭塞性脉管炎 23 例(31 个肢体),总有效率为 96.77%。2005 年余莲等观察动员后自体外周血干细胞移植治疗血栓闭塞性脉管炎 3 例的临床疗效。2007 年杨国凯应用自体外周血干细胞移植治疗 5 例血栓闭塞性脉管炎所致下肢严重缺血,认为自体外周血干细胞移植治疗下肢缺血性疾病是一种简单、安全、有效的方法,尤其是下肢远端动脉流出道差,无法进行搭桥的病人。2010 年何杨等报道高压氧综合治疗血栓闭塞性脉管炎的疗效观察。2012 年王振峰等观察贝前列素钠片治疗血栓闭塞性脉管炎的疗效。2019 年李安强等治疗 117 例血栓闭塞性脉管炎病人,治疗组加口服盐酸沙格雷酯片,治疗组冷感与静息痛的缓解情况、跛行距离等均高于对照组。

三、中西医结合治疗研究

20 世纪 70 年代中西医结合治疗血栓闭塞性脉管炎有了成熟的经验和新的疗法,并开展了活血化瘀疗法及其作用原理的研究。1972 年河北省沧州地区人民医院报道中西医结合治疗 282 例血栓闭塞性脉管炎,临床治愈和显效率 76.17%,截肢率 13.8%。1976 年 4 月在泰安召开的山东省中西医结合治疗血栓闭塞性脉管炎经验交流座谈会上,报告学术论文 31 篇,中西医结合治疗血栓闭塞性脉管炎总计 1 625 例。1976 年湖南省津市市中医医院报道中西医结合辨证论治为主治疗 216 例血栓闭塞性脉管炎,治愈 83 例,显效 87 例,有效 36 例,有效率 95.8%。1979 年召开的锦州血栓闭塞性脉管炎学术会议、济南全国中医治疗周围血管疾病协作组会议和 1980 年 10 月在济南召开的山东省中西医结合治疗周围血管疾病经验交流会议,都广泛交流了中西医结合治疗血栓闭塞性脉管炎的经验。2010 年郑学军等采取中西医结合"总攻疗法"治疗 2 146 例三期血栓闭塞性脉管炎,临床痊愈 1 201 例,显效 696 例,有效 163 例,总有效率为 95.99%。2017 年孔祥标等中西医结合治疗 86 例血栓闭塞性脉管炎病人,加用中药组临床疗效显著高于对照组。李奋强等 2017 年报道治疗血栓闭塞性脉管炎 40 例,21 例病人采取介入术后联合中医药疗法治疗,19 例病人采取单纯介入治疗,中药联合介入治疗组复发率明显低于单纯介入治疗组,认为中医药能有效预防和减缓病人介入术后病变血管的再狭窄与闭塞发生。

我国中西医结合辨证论治为主治疗血栓闭塞性脉管炎取得了显著成绩,积累了丰富的临床经验,在提高疗效、缩短疗程、保存肢体、降低截肢率、解除病人痛苦等方面都充分显示了中西医结合的优越性。近年来,由于应用现代科学知识和方法开展中医学血瘀和活血化瘀的研究不断深入,应用活血化瘀法治疗血栓闭塞性脉管炎取得了新的成果,不仅肯定了中医辨证论治的治疗效果,而且开展实验研究,初步阐明了疗效原理。当前已从治疗血栓闭塞性脉管炎一个疾病发展到中西医结合治疗周围血管疾病的研究,并初步取得了成绩。尽管目前对血栓闭塞性脉管炎的发病原因和发病机制、治疗规律和疗效原理等问题尚待进一步研究,但可以说已初步形成我国独特的中西医结合治疗血栓闭塞性脉管炎的经验。

目前,血栓闭塞性脉管炎的发病机制尚不明确,仍然有难以控制病情进展的病例,还应对血栓闭塞性脉管炎进行更加深入而系统的研究,今后,还需要高质量、大样本、多中心的随机对照试验研究,更多长期随访的远期疗效分析。

第三章

病　因

关于血栓闭塞性脉管炎的发病原因,目前尚未完全明了。现根据中医学和现代医学的认识,将有关的主要学说作简要介绍。

一、性激素学说

根据文献报告,血栓闭塞性脉管炎绝大多数是男性发病,女性罕见,男女之比为(23.6~56.3):1。1971 年全国中西医结合治疗血栓闭塞性脉管炎经验交流学习班的 2 811 例分析,男女之比为29.1:1。1976 年山东省中西医结合治疗血栓闭塞性脉管炎经验交流座谈会的 1 625 例分析,男女之比为 34.6:1。1965 年南京中医中药治疗血栓闭塞性脉管炎临床研究工作会议的 1 109 例分析,男女之比为 37.2:1。1979 年王嘉桔统计我国 7 772 例血栓闭塞性脉管炎,女性病人占 5.5%。济南市中医医院(1982 年)统计的 332 例中,男性 327 例,女性 5 例,男女之比为 65.4:1。湖南省津市市中医医院总结的 355 例中,男性 345 例,女性 10 例。1979 年于永显报告的 310 例中,男性 289 例,女性 21 例。江苏省中医研究所(1975 年)报告的 206 例中,男性 199 例,女性 7 例,男女之比为,28.4:1。黑龙江中医学院和佳木斯医学院(1975 年)的 132 例血栓闭塞性脉管炎全部为男性,同时发病年龄大多数为青壮年(20~40 岁),正是性功能旺盛时期,占 80.4%~93.1%。尚老(1978 年)总结 1959 年~1975年 7 月治疗的 401 例血栓闭塞性脉管炎中,男性 394 例,女性 7 例,男女之比为 56.3:1,发病年龄以 21~40 岁为最多,共 344 例,占85.8%。男女发病率相差如此悬殊,而男性中又以青壮年为最多,这种几乎完全侵犯男性的特殊性,被认为是性激素容易促使血管病变的发生,或女性激素对血管有一定的保护作用。尚老统计 1975 年 8 月~1983 年 12 月血栓闭塞性脉管炎 387 例中,男性 385 例(99.48%),女性 2 例(0.52%);发病年龄最小者 14 岁,最大者 48 岁,以 21~40 岁最多,共 342 例(88.37%)。其中农民 169 例(43.67%),工人 120 例(31.01%),职工 38 例,教师 21 例,军人 7 例,其他 32 例。

二、精神情志学说

精神刺激,忧思过度,情志不舒,可使心、肾、脾、肝的功能失调,而导致经络、气血功能紊乱,最后引起发病。心阳不足,心血耗伤,血脉运行不畅。《冯氏锦囊秘录》:"郁怒有伤肝脾……气血罕到,药力难达,易致筋溃骨脱。"思虑伤脾,或饮食失节,脾阳不振,怒则伤肝,肝气郁结或横逆,脾的运化功能失常,不能散精于血脉,逐渐气血两亏,气血难达四肢末端;肾阳虚,可使脾阳虚弱,运化失职,并可导致心阳不足;肾阴虚,心火偏亢,则心肾失调,而导致元气大虚,气血运行不畅。总之,人体脏腑功能紊乱,以致营卫气血运行失调,再加寒冻,寒邪客于经络,气滞血瘀,经络瘀阻,阳气不能达于四肢而发生本病。

三、寒 冻 学 说

在我国,血栓闭塞性脉管炎多发生于寒冷地带,我国北方地区的发病率远远超过南方地区,而且大多数病人在寒冷季节发病或使病情加重,因此,寒冻与血栓闭塞性脉管炎的发病可能有一定关系。辽宁中医学院附属医院(1965 年)的 148 例血栓闭塞性脉管炎中有受寒冻者占 64.86%。锦州医学院附属医院于永显(1979 年)报告的 310 例血栓闭塞性脉管炎以东北三省为最多,均有受寒史。李家忠(1960 年)统计北京地区 426 例血栓闭塞性脉管炎中有受寒冷潮湿者占 46.1%。河南省汲县孙杏村公社卫生院郭延生(1980 年)报告 366 例血栓闭塞性脉管炎有受寒冻史者占 51.8%。尚老(1978 年)总结山东中医学院附属医院的 401 例血栓闭塞性脉管炎中,有受寒冻史者 209 例,占 52.1%;在有明确发病季节记载的 247 例中,冬季发病 126 例,秋季发病 74 例,共计 200 例,占 81.0%,以寒冷季节发病为多见,说明寒冻是诱发血栓闭塞性脉管炎的重要因素。尚老临床上曾多次遇到,农民在寒冷季节下河劳动或挖井,因下肢受寒冻而发生血栓闭塞性脉管炎的典型病例。这可能是机体内部已存在发病基础,再有寒冷作用于机体而引起发病。

四、饮食失节学说

中医学认为,长期饮食失节(过度或不及),可使脾胃受伤,影响腑脏、经络的功能和气血的运行,气滞血瘀,经络瘀阻,则发生本病。曾有人注意到营养不佳,食物中缺乏某些营养物质,尤其是维生素 B 族缺乏,与血栓闭塞性脉管炎的发病有关。

五、吸 烟 学 说

血栓闭塞性脉管炎病人绝大多数有长期严重吸烟嗜好,吸烟与发生本病有密切关系。河北省沧州地区人民医院(1972 年)的 282 例血栓闭塞性脉管炎中吸烟者占 90.8%;广州市中医医院(1972 年)的 115 例血栓闭塞性脉管炎中吸烟者 113 例,占 98.3%;于永显(1979 年)报告的 310 例血栓闭塞性脉管炎中吸烟者占 99.0%;河南省邓县中医院唐祖宣(1980 年)报告的 170 例血栓闭塞性脉管炎中吸烟者占 93.0%;尚老(1978 年)总结山东中医学院附属医院的 401 例血栓闭塞性脉管炎中,有长期吸烟嗜好者 356 例,占 88.8%,有从 4 岁、7 岁、9 岁即开始吸烟的病例。1975 年 8 月 ~1983 年 12 月收治血栓闭塞性脉管炎 387 例中,仅吸烟者 166 例(42.89%),吸烟加寒冻者 144 例(37.21%),吸烟加外伤者 30 例,吸烟加寒冻加外伤者 34 例,仅受寒冻者 4 例,不明 3 例,无任何诱因者 6 例。因此,吸烟与血栓闭塞性脉管炎的发病关系受到人们的重视。香烟中最有害的成分是尼古丁,吸烟可兴奋中枢和交感神经,并可促进肾上腺髓质分泌肾上腺素,而致周围血管收缩,皮肤温度降低。如长期大量吸烟,可引起肢体动脉处于持续性痉挛状态,天长日久,发生血管壁的营养障碍,血管内膜增生、炎症,逐渐形成血栓和血管腔闭塞,出现肢体血液循环障碍。临床观察到,血栓闭塞性脉管炎病人戒烟后疼痛缓解,症状逐渐好转,如继续吸烟可使病情进展,治疗无效。发病1年以上未进行系统治疗,仍继续吸烟者,病情逐渐加重,患肢缺血征象明显,有3/4病人的肢体发生溃疡和坏死。说明吸烟对人体的有害影响是很大的,临床上劝告血栓闭塞性脉管炎病人彻底戒烟的好处不应怀疑。尚老临床上遇到的几乎所有不听从劝告而坚持吸烟的病人,其肢体终发生坏疽,甚至有病变发展难以控制已施行一侧或两侧下肢截肢手术,而且病变又侵犯两上肢者,仍顽固地拒绝戒烟。

六、机械损伤学说

由于单纯机械损伤而发生血栓闭塞性脉管炎很少见。《外科大成》载:"有因修甲受伤,咬伤、冻伤,女因扎伤所致者。"《增订治疗汇要》载:"修甲受伤及咬伤、扎伤所致。"辽宁中医学院附属医院(1965年)的148例血栓闭塞性脉管炎中有外伤者占14.86%。广东省五华县(1972年)的319例血栓闭塞性脉管炎中有外伤者占9.7%。河北省沧州地区人民医院(1972年)的282例血栓闭塞性脉管炎中有外伤者占8.5%。尚老总结山东中医学院附属医院(1978年)的401例血栓闭塞性脉管炎中有外伤者占4.9%。可能外伤是促进发病的因素。尚老临床上曾见到因特殊外伤而发生血栓闭塞性脉管炎的实例:有一位复员军人,足背部内侧受枪弹损伤较重,之后发生本病。另一例为工人,因工作时不慎,足背部被机器轧伤,损失足背动脉而引起本病。但一般外伤并不会引起本病发生。

七、免 疫 学 说

由于现代免疫学研究的发展,血栓闭塞性脉管炎的发病机制与自身免疫的关系受到重视。国内外文献报道认为血栓闭塞性脉管炎可能是一种自身免疫性疾病,应用免疫学检查方法,发现血栓闭塞性脉管炎病人抗动脉抗体阳性率为 44.3%~56.0%。广州市医药卫生研究所(1977 年)等对 58 例血栓闭塞性脉管炎病人进行血清免疫球蛋白测定,发现病人免疫球蛋白 M(IgM)较正常人为高,认为是免疫复合物而致病。河南省豫北医学专科学校(1980 年)等应用 E 玫瑰花结试验测定 24 例血栓闭塞性脉管炎病人的细胞免疫功能,T 淋巴细胞 E 玫瑰花结形成率低于正常人,表明病人 T 细胞功能低下;应用益气活血法治疗后,随着临床症状好转,病人 E 玫瑰花结形成率升高,而提高 T 细胞免疫功能。血栓闭塞性脉管炎病人细胞免疫功能低下,而体液免疫功能则增高,可能与自身免疫反应有关。中西医结合以中医中药为主治疗,中医中药可能具有调整机体免疫功能的作用。

八、遗 传 学 说

血栓闭塞性脉管炎发病的遗传因素很早已受到注意。国内外文献报道中有一家兄弟、父子、姑侄、叔侄、姐弟先后发生本病。广州市中医医院(1976 年)见到病人父子、兄弟同患血栓闭塞性脉管炎。王嘉桔(1980 年)报道七个家族 17 例血栓闭塞性脉管炎病人,男性 15 例,女性 2 例,年龄在 22~44 岁。病例中有三家兄弟各 2 人患病,两家姐弟各 2 人患病,一家叔叔和堂兄弟 4 人患病,一家兄弟 3 人患病。姜兆俊(1980 年)报道一家兄弟 2 人同患血栓闭塞性脉管炎,其兄 45 岁,左下肢发病 23 年,足趾脱落,足跖部有溃疡(坏死期);其弟 38 岁,左下肢发病 2 年,左足趾潮红,冰冷,趾毛脱落,趾甲生长缓慢(营养障碍期)。

此外,还认为本病与血液黏稠度及凝固性增高、霉菌感染、风湿等有关。

在血栓闭塞性脉管炎的发病原理上,中医学认为,其与脏腑、经络及营卫气血有密切关系。《诸病源候论》载:"疽者,五脏不调所生。……若喜怒不测,饮食不节,阴阳不和,则五脏不调。营卫虚者,腠理则开,寒客经络之间,经络为寒所折,则营卫稽留于脉。……营血得寒则涩而不行,卫气从之,与寒相搏,亦壅遏不通。……故积聚成疽……发于足趾,名曰脱疽。"中医学认为,人体气血运行周流不息,"血脉营卫,周流不休","如环无端","以营四末,内注五脏六腑","脉道以通,气血乃行"。如情志不舒、饮食失节、劳伤虚损和禀赋素虚等可使脏腑功能失调,引起心、脾、肾、肝的亏虚,而导致经络、气血功能紊乱,这种机体内部矛盾的发展是发病的内因,在发病学上起主导作用。但也不应忽视寒冻、吸烟和外伤等外在不良刺激对机体内部的影响,这些外在因素可促使机体内部矛盾激化,当机体抗病能力降低时,才能引起发病。

第四章

病　理

　　血栓闭塞性脉管炎（thromboangiitis obliterans，TAO）为全身性血管疾病，主要侵犯四肢血管，特别是下肢血管。常首先发生在下肢中、小动脉，如胫前、胫后、足背、跖、趾动脉（多侵犯腘动脉以下血管），而后侵犯上肢桡、尺及手掌、指动脉，病情进展时可累及腘、股、髂动脉和肱动脉，而侵犯腹主动脉者很罕见。尚老总结 401 例血栓闭塞性脉管炎中，绝大多数发生在下肢，共计 296 例（73.8%）；单独发生在上肢者甚为罕见，仅有 3 例。与病变动脉伴行的静脉同样受累。侵犯脑、肠、心、肾等内脏血管者很罕见，一般都是在四肢受累而且病情比较严重的情况下发生。

　　血栓闭塞性脉管炎确切的发病机制目前仍不清楚。但得到共识的是病理变化主要为非化脓性全层血管炎症，其病变发生于相邻的动脉和静脉。血栓闭塞性脉管炎的进展常常分为三个阶段，包括急性期、亚急性期、慢性期。

　　在急性期，发病机制中的基本事件是在内皮细胞损伤后，由一种目前还不确定的抗原呈递细胞的激活，导致血管血栓闭塞的细胞和体液免疫反应早期局限于动脉内膜，因此被定义为动脉内膜炎。随着病情的进一步发展，可以观察到中、小动静脉（直径 1~5mm）出现广泛的血管炎。血管全层有广泛的淋巴细胞、中性粒细胞浸润，可见单个或者多个多核巨细胞；由于血管炎症，血管内膜增生，血栓形成，血栓内可见巨细胞肉芽组织，使管腔阻塞；可见血栓周围所谓的微脓肿；以及整个神经血管束中性粒细胞浸润。上述变化是 TAO 急性期的主要特征，急性期强烈的炎性浸润和细胞增殖是特有的，尤其是当病变累及静脉时。

在亚急性期这个阶段,闭塞性血栓逐渐机化,伴有部分血管再通和微脓肿消失。免疫球蛋白及补体沿着弹力层以线性方式沉积是急性或亚急性期的特征。受累血管内弹力层的炎性反应包括 CD3[+] 全部 T 细胞、CD4[+] 辅助 - 诱导 T 细胞及 CD20[+] 全部 B 细胞。细胞浸润在急性及亚急性期比慢性期丰富。另外,在急性及亚急性期,能检测到 CD68[+] 巨噬细胞或者 S-100 树突状细胞,尤其是在内膜中。

在慢性期,管腔内血栓机化,内有新生细小血管再通,含有大量成纤维细胞,并与增生的血管内膜融合粘连。动脉内弹力层显著增厚,动脉各层有广泛的成纤维细胞增生。动脉周围显著纤维化,呈炎症性粘连,动脉、静脉和神经被纤维组织包裹在一起,形成坚硬索条。但血管壁结构存在,无明显坏死灶。血管病变呈节段性,病变的血管长短不一致,病变节段之间的血管往往正常。由于具有周期性发作的特点,病情稳定后也有急性发作,因此可有急慢性病理变化同时存在,不同病变节段可有不同期的病理变化。

刘开琏等(1962 年)曾解剖血栓闭塞性脉管炎病人的截肢肢体,见到血管壁增厚呈链珠状,血管腔被成串的血栓阻塞,波及胫后、腘、足背动脉。尚老在给病人施行截肢手术时,常可见到患肢的动脉、静脉(股、胫后、胫前血管)与神经紧密粘连呈硬性索条,使动脉与静脉不易辨认;对截断肢体病变血管进行解剖,见到闭塞的动脉内血栓常呈机化,并与动脉内膜相粘连,呈灰白色硬性索条状物,甚至曾从病变小腿的胫后动脉内剥离出超过 30cm 长的灰白色血栓。这种动脉管腔内广泛性完全性的血栓闭塞是不可能再次疏通的。

当肢体血管闭塞的过程中,逐渐有侧支循环形成,来代偿肢体的血液循环。如果肢体侧支循环代偿不足,或由于肢体血管炎症病变,而使侧支血管痉挛,即引起肢体血液循环障碍,患肢发凉、疼痛、间歇性跛行,出现营养障碍改变,后期因严重肢体缺血,轻微外伤就可发生肢体溃疡和坏疽。

第五章

▽

临床表现

在中医学文献中有许多关于血栓闭塞性脉管炎临床表现的记载。如《外科大成》说："脱疽,生于足大指,亦生于手大指。初起黄泡,次如煮熟红枣,久则黑气浸漫,相传五指……此毒积于骨髓。不紫黑者生,未过节者可治,若黑漫五指,上传足跗,形枯筋练,疼痛气秽者死。"《外治世寿方》说："此症生于脚趾,渐上至膝,色黑内痛不可忍,逐节脱落而死……"《验方新编》说："此症生两足各趾头,或生指节,或生指缝,初生或白色痛极,或如粟米起一黄泡,其皮或如煮熟红枣,黑色不退,久则溃烂,节节脱落,延至足背腿膝,腐烂黑陷,痛不可忍。"

血栓闭塞性脉管炎(TAO)的病人中,40 岁以下的吸烟者常表现为肢体远端缺血症状,诊断年龄中位数为 34 岁。典型肢体远端缺血可累及足部、小腿、手或手臂。随着病情的发展,它可能累及更近端的动脉。TAO 最常见的症状是前足、足底弓或小腿低位跛行,为膝下动脉闭塞性疾病的表现;足和手灼热痛;以及相关的表现,如皮肤发红、发绀、发作浅表血栓性静脉炎、雷诺现象和趾、指甲营养改变,并最终发展为缺血性溃疡和趾、指坏疽。病人多在寒冷季节发病。发病时常从一侧下肢开始,首先在足趾端发病,以后累及对侧下肢,再逐渐累及上肢,但单独发生在上肢者比较少见。足部跛行为其特征性表现,缺血性神经炎或浅表血栓性静脉炎也可能会产生疼痛。病变常发展为二重感染,且缺血性溃疡会进展为坏死和远端坏疽,在这个阶段,疼痛往往是难以忍受的。缺血性溃疡常为干性和不规则,基底苍白并表现为各种形状。游走性浅表血栓性静脉炎可能是早期的临床表现,报道有 16%~65% 的 TAO 病人有此表现。尚老总结本院 401 例血栓闭塞性脉管炎之分析,仅发生在下肢者,共计 296 例,占 73.8%;四肢发病者 65 例,占 16.2%;单独发生在上肢者仅有 3 例(表 1)。

表 1　401 例血栓闭塞性脉管炎的发病部位

	两下肢	右下肢	左下肢	两下肢兼单侧上肢	单侧下肢兼单侧上肢	两上肢兼单侧下肢	单侧上肢	四肢
例数	181	65	50	20	12	5	3	65
占比（%）	45.1	16.2	12.5	5.0	3.0	1.2	0.7	16.2

累及脑、肠、心、肾等部位血管者极为罕见。一般都是在四肢受累后或病情比较严重的情况下,而最后侵犯其他部位、脏器的血管。尚老总结临床所见:2 例血栓闭塞性脉管炎并发急性肠系膜血管栓塞,2 例血栓闭塞性脉管炎并发急性心肌梗死和 1 例脑部血栓闭塞性脉管炎,均为肢体受累病情较重,呈进行性反复发作的病例。

TAO 病程较长,发展缓慢,一般可持续数年或 10 年以上,病情比较稳定,或呈进行性周期性发作,或多年病情稳定,而突然发作症状加重,甚至发生两下肢(股部和小腿)广泛严重坏疽。总结的 401 例血栓闭塞性脉管炎中,病程最短者 15 日,最长者 20 年;1 年以内者 84 例,1 年以上至 3 年者 106 例,3 年以上至 6 年者 93 例,6 年以上至 10 年者 81 例,10 年以上者 37 例。临床表现主要是肢体缺血的症状,而症状的轻重则决定于动脉闭塞的部位和程度,以及肢体侧支循环建立的情况。在发病的早期,病人常有肢体发凉、怕冷、麻木、酸胀、疼痛、间歇性跛行、下肢疲累、发绀和发作血栓性浅静脉炎,足部动脉搏动减弱或消失,后期由于严重血液循环障碍,可发生肢端溃疡或坏疽。尚老(1969 年)统计山东中医学院附属医院 221 例血栓闭塞性脉管炎病人,最常见的症状与体征为肢体发凉、怕冷、静止痛、间歇性跛行、麻木、酸胀,其次为趾端皮肤呈紫红色、潮红色,发作游走性血栓性浅静脉炎、坏疽等(表 2)。

表2　221例血栓闭塞性脉管炎的临床表现分析

临床表现	例数	占比（%）
肢体发凉、怕冷	219	99.1
肢体麻木	174	78.7
肢体酸胀	142	64.3
肢体间歇性跛行	198	89.6
肢体静止痛	199	90.0
发作游走性血栓性浅静脉炎	70	31.7
趾端潮红	77	34.8
趾端紫红	87	39.4
趾端紫暗	43	19.5
趾端苍白	14	6.3
趾端溃疡	63	28.5
坏疽	72	32.6
肢体水肿	57	25.8

　　为了便于掌握临床诊断和辨别病情的轻重,根据发病过程,临床上病情程度可分为以下三期:

　　第一期(局部缺血期):患肢发凉、怕冷、麻木、疼痛,走路时足与小腿酸胀及有疲累感,足底硬胀不适,耐寒能力降低,冬季症状加重。此后,常出现间歇性跛行,每行走 0.5~1km,病人小腿(腓肠肌)和足掌部发生酸痛、胀痛或抽痛,被迫稍停顿,或休息 2~5 分钟后症状迅速缓解消失,如再行走患肢仍出现同样症状。有些病人的小腿和足部常反复发作游走性血栓性浅静脉炎。这些早期症状,对临床诊断具有重要意义。患肢动脉搏动减弱或消失。

　　第二期(营养障碍期):患肢发凉、怕冷、麻木、疼痛和间歇性跛行加重,有静止痛,夜间疼痛剧烈,病人常两手抱足而坐,终夜难眠。足部出汗减少,或不出汗,趾甲生长缓慢,干厚、脆硬、变形,皮肤干燥、脱屑、皲裂,汗毛脱落,肢端呈潮红、紫红、青紫或苍白色,常有小腿肌肉萎缩。营养障碍严重者,可出现缺血性神经炎,有触电样或针刺样疼痛,以及感觉障碍。此时患肢动脉呈器质性改变,动脉搏动消失。

第三期(坏死期):患肢由于严重血液循环障碍,趾部或足部发生溃疡或坏疽,多首先发生在足大趾和小趾,常由趾端开始,逐渐向上发展,可累及其余足趾,但大多数局限在足趾或足部,蔓延累及踝关节、足跟和小腿的很少见。单独足跟部、足背部发生溃烂坏疽者,多由于外伤或皮肤干裂继发感染引起。肢体溃烂后,疼痛剧烈难忍,可伴有发热,意识模糊,胃纳减退,病人身体日渐衰弱,消瘦无力,可发生严重贫血和低血钾,但发生败血症者很少见。坏疽的足趾脱落后,常遗留溃疡面经久不易愈合。根据坏疽的轻重和范围又可分为三级:

(1)1级坏死:坏疽仅局限于趾部。

(2)2级坏死:坏疽扩延到跖趾关节。

(3)3级坏死:坏疽扩延至足背部近踝关节,或踝关节以上。

血栓闭塞性脉管炎发生的坏疽大多数是干性坏疽,也可因继发感染而形成湿性坏疽。当肢体严重血液循环障碍时,如修剪趾甲等轻微损伤,即可引起感染,发生溃疡或坏疽。肢体局部出现固定性严重疼痛为其先兆,随后趾端出现瘀斑、紫红、青紫、青暗,最后发黑坏疽。坏疽和溃疡可同时存在,溃疡常可促进坏疽的发展、加重。干性坏疽与湿性坏疽的区别如下。

干性坏疽:当肢体动脉闭塞后,患部无动脉血液供应,局部组织水分蒸发、吸收,逐渐干枯,皮肤皱缩,最后发硬,变为干黑状态。坏死组织与健康组织之间形成明显的分界线。由于坏死组织刺激,在分界线处有炎症性渗出物,健康组织逐渐长出新鲜肉芽,并连同上皮组织生长爬行而向远端推进,但局部感染不明显,无发红、肿胀,多无全身症状。如时间长久,坏死组织与健康组织可以完全分离,甚至坏死组织自行脱落。

湿性坏疽:当肢体动脉闭塞后,病人常将肢体下垂以缓解疼痛,静脉回流受阻,肢体肿胀,细菌繁殖而感染严重,局部组织溃烂发黑,有大量腐败组织和脓液,有恶臭,四周组织暗红、灼热,无分界线形成,坏疽常向上蔓延、发展。全身症状严重,表现热毒炽盛,可有高热,意识模糊,舌苔黄黑干燥而起芒刺、舌质红绛等证候。

尚老总结 1975 年 8 月~1983 年 12 月收治血栓闭塞性脉管炎 387 例中,病程最短者 40 日,最长者 33 年。1~5 年者最多,占 169 例(43.67%)。发病 1 年以上、未进行系统治疗,仍继续吸烟者,病情逐渐加重,患肢缺血征象明显,有 3/4 病人的肢体发生溃疡和坏死(表 3)。

表 3　387 例病人病程与临床分期

	一期	二期	三期			总计(占比 %)
			1 级	2 级	3 级	
1 年以内	2	39	22	4	3	70(18.09)
1~5 年	4	39	76	36	14	169(43.67)
6~10 年	0	24	43	14	9	90(23.26)
11~15 年	0	4	21	9	4	38(9.82)
16~20 年	0	0	5	7	2	14(3.62)
20 年以上	0	0	1	3	2	6(1.55)
总计	6	106	168	73	34	387(100.00)

第六章

临床诊断方法

在临床工作中如能认真地调查研究,详细询问病史,进行仔细的体格检查,一般就可以做出正确的诊断,便于及时早期进行中西医结合治疗,使病人早日恢复健康。

一、询 问 病 史

详细询问病史对血栓闭塞性脉管炎的诊断和鉴别诊断极为重要。尚老认为应注意着重了解以下几方面。

(一)性别

血栓闭塞性脉管炎绝大多数为男性,女性很罕见。这种在发病学上几乎完全侵犯男性的特殊性,在临床上应该特别重视。如为女病人主诉肢体发凉、怕冷、酸胀乏力和疼痛时,应首先考虑雷诺病(又称肢体动脉痉挛症)、大动脉炎、硬皮病、网状青斑等疾病,当这些疾病被排除时,才能考虑血栓闭塞性脉管炎的可能性。

(二)年龄

血栓闭塞性脉管炎的发病年龄多数为青壮年(20~40 岁)。20 岁以下发病者很少见。对 40 岁以上的病人,应注意闭塞性动脉硬化的存在;如年龄在 45 岁以上,应当多考虑闭塞性动脉硬化。雷诺病多见于青壮年(40 岁以下)女性,大动脉炎见于青少年(30 岁以下)女性。

(三)既往史

仔细了解既往史对疾病的诊断十分重要。如闭塞性动脉硬化常有高血压病史,或偏瘫史;动脉栓塞性坏疽常有严重心脏病史(如风湿性心脏病二尖瓣狭窄、心房纤颤等);糖尿病坏疽要询问糖尿病史及其症状轻重和治疗情况。有手术史、外伤史、妇女分娩或长期卧床的病人,一旦发生下肢疼痛和肿胀,应考虑下肢深静脉血栓形成的可能。有腰扭伤史,而发生腰痛和下肢麻木疼痛者,应考虑腰椎间盘脱出。

(四)发病情况

包括发病的诱因、起病的缓急、症状出现的先后,以及与寒冷的关系等。血栓闭塞性脉管炎病人绝大多数有长期严重吸烟嗜好,同时大多数在寒冷季节发病,往往在受寒冻后才发现下肢(足部)发凉、怕冷、麻木、酸胀和间歇性跛行等症状,此后症状逐渐加重,起病缓慢,病程较长,多有数年的缓慢演变过程。如突然发生整个下肢剧烈疼痛,应考虑动脉栓塞或坐骨神经痛。开始时下肢疼痛,而后出现下肢肿胀,应考虑下肢深静脉血栓形成。如四肢均有麻凉感觉,全身大关节呈游走性疼痛,与气候变化(阴雨)有密切关系,则为风湿病,不应当考虑血栓闭塞性脉管炎。

(五)肢体疼痛的部位、性质、程度及规律

肢体疼痛是周围血管疾病共有的症状。因此,详细询问和分析肢体疼痛是诊断周围血管疾病和鉴别其他疾病的重要内容。

1. 肢体疼痛的部位 血栓闭塞性脉管炎开始多为单侧下肢,以后可渐次累及其他肢体,而开始单独发生于上肢者很罕见。所以血栓闭塞性脉管炎下肢间歇性跛行疼痛主要在足跖部和小腿,静止痛也多局限于趾(指)和足部,单独出现大腿疼痛者未曾见到。据尚老经验,单独首先发生大腿疼痛者,一般不是血栓闭塞性脉管炎,应当考虑其他疾病。虽然闭塞性动脉硬化可出现下肢间歇性跛行疼痛,但多为四肢发病,四肢均有麻木、疼痛,两下肢为重,疼痛一般较轻,可以忍受,及脉象弦硬等动脉硬化表现,同时年龄多在 40 岁以上。了解下肢间歇性跛行的距离和时间,对判断下肢缺血的程度颇有价值,并可作为判定疗效标准。有 70% 慢性肢体动脉闭塞性疾病病人,常以间歇性跛行为其主要表现或为首发症状。当行走一段路程后,小腿和足底出现胀痛、酸痛、抽痛、板硬,休息 2~5 分钟后,即可缓解或消失。当病人开始行走就出现疼痛,当步行、站立过久或负重行

走时疼痛加重,休息10分钟后疼痛仍持续不退,则为骨与骨关节疾病。此点,可以与间歇性跛行相鉴别。大动脉炎多发生于青年女性,主要是肢体酸软无力,发凉、怕冷,胀痛很轻。而红斑性肢痛症,为两足或两手阵发性烧灼剧痛,皮肤发红、灼热,皮肤温度增高(瘀热证)。下肢深静脉血栓形成出现的下肢疼痛主要在小腿、大腿内侧和腹股沟部,并在静脉栓塞部位有明显压痛,往往有不同程度的全身发热反应,之后出现下肢肿胀。下肢出现放射性疼痛常为腰椎间盘脱出、增生性脊椎炎和坐骨神经痛。遇寒冷或情绪激动即刻引起两手对称性皮肤颜色改变和手指疼痛者,当为雷诺病。如年轻女性单侧下肢或两侧下肢发凉、怕冷和足趾疼痛,或伴有皮肤颜色改变,也应当多考虑雷诺病。在女性病人中诊断血栓闭塞性脉管炎必须特别慎重。硬皮病多见于青年女性,虽可有周围血管舒缩障碍,发生间歇性手指、足趾疼痛,和皮色苍白、青紫,但往往皮肤发硬光滑,呈蜡样。如仅有小腿胀痛,而无下肢发凉、怕冷表现,应考虑下肢静脉曲张或肌纤维炎。平足症出现下肢疼痛常在足踝部,开始行走时可出现疼痛,当步行站立过久或负重行走时疼痛加重,休息10分钟后疼痛仍可持续不退,但经过相当时间休息后,疼痛可以完全消失,这些情况可与间歇性跛行相鉴别。

2. 肢体疼痛的性质和程度　血栓闭塞性脉管炎间歇性跛行疼痛一般是胀痛、麻痛或痉挛性疼痛,并伴有下肢疲累感和紧胀感。静息痛很剧烈,趾(指)和足部固定性持续性剧烈疼痛,常是发生溃烂的先兆;肢体溃烂后,由于炎症和坏死组织的刺激,疼痛更加剧烈难以忍受,病人常抱足而坐,不能安睡。虽然可有缺血性神经炎,肢体出现触电样、针刺样放射性疼痛,或伴有发痒、蚁走感,麻木等感觉异常,但早已存在肢体严重缺血引起的营养障碍改变。闭塞性动脉硬化的肢体疼痛程度一般较轻,可以忍受,发生肢体溃烂后静止痛也多不显著。大动脉炎发生于腹主动脉、髂动脉的狭窄或阻塞时,仅可出现轻微的间歇性跛行疼痛,而通常不痛,主要是下肢酸软无力、麻胀、发凉、怕冷,劳动后症状加重,并伴有上肢无脉、低热和游走性关节痛等。间歇性发作两手指轻微麻痛或针刺痛则是雷诺病的特点。末梢神经炎可在手指、足趾末端出现持续性针刺样疼痛,又有阵发性加剧,同时伴有感觉、痛觉迟钝或消失,但无肢体缺血表现。

3. 肢体疼痛的规律　血栓闭塞性脉管炎常为肢体(趾和足部)持续性钝痛、胀痛、麻痛或刺痛,每当冬季受寒冷时症状明显加重。雷诺病往往受寒冷即刻发作两手对称性皮色改变和手指疼痛,发作过后症状消失。红斑性肢痛症病人怕热,当遇热时可发生对称性肢体烧灼疼痛,而遇寒冷或高举患肢时则症状减轻。临床上,慢性肢体动脉闭塞性疾病,如果病人足部出现固定性持续性剧烈疼痛(慢性血瘀重症),应加以注意和积极进行中西医结合治疗。突然发生肢体剧烈疼痛主要应考虑两方面情况:①同时伴有肢体厥冷,皮肤苍白和紫斑,感觉丧失,活动障碍,则为急性肢体动脉栓塞或急性肢体动脉血栓形成(急性动脉血瘀证);②同时伴有肢体广泛性肿胀,浅静脉和毛细血管扩张,则为急性下肢深静脉血栓形成(急性静脉血瘀证)。

(六)皮肤颜色及温度

观察皮肤颜色及温度可以估计肢体血液循环状况。血栓闭塞性脉管炎发病的最早症状是肢体发冷、怕凉,对寒冷十分敏感,病人可明显觉察到患肢温度比健侧肢体降低,失去应有的耐寒能力。此后,即出现下肢胀痛和间歇性跛行疼痛,患肢皮肤呈持续性苍白、潮红、紫红或青紫。如肢体发凉、怕冷,而主要是酸软无力、麻胀,一般没有疼痛,皮肤颜色改变也不显著,则应考虑大动脉炎。雷诺病为间歇性发作两手对称性出现苍白→青紫→潮红三个阶段的皮色改变,伴有手指发凉、疼痛,发作过后一切症状消失而恢复正常。早期闭塞性动脉硬化患肢皮肤颜色改变不明显,至晚期才出现紫红或青紫色。慢性肢体动脉闭塞性疾病表现为肢体发凉、怕冷、疼痛,皮肤冰冷,呈现苍白色,为寒瘀;如为紫红色、青紫色,接近坏疽时皮肤呈黑青色,为血瘀重症。

(七)游走性血栓性浅静脉炎

血栓闭塞性脉管炎的早期或发病过程中,可在肢体反复发作游走性血栓性浅静脉炎,皮肤上出现痛性发红的硬结、斑块及索条状物,这是有诊断意义的一个特征。应注意持续发作的时间和部位。尚老临床观察,血栓闭塞性脉管炎发作游走性血栓性浅静脉炎的情况有以下几种:①先发作血栓性浅静脉炎,而后才出现肢体缺血征象;②在脉管炎的早期同时发作血栓性浅静脉炎,持续半年或数年后才停止发作血栓性浅静脉炎;③在脉管炎的后期才有发作血栓性浅静脉炎;④在脉管炎的发病全过程中,间断发作血栓性浅静脉炎,该情况比较少见。江苏省中医研究所(1975年)报道206例血栓闭塞性脉管炎中,游走性血栓性浅静脉炎发生率占55.83%;在有游走性血栓性浅静脉炎115例中,发生在动脉病变以前的有24例。尚老认为凡是肢体发生游走性血栓性浅静脉炎者,应注意可能发生血栓闭塞性脉管炎。临床上应注意与出现下肢结节、红斑的疾病相鉴别,如结节性脉管炎、结节性动脉周围炎、结节性红斑、硬结性红斑等疾病。大动脉炎、闭塞性动脉硬化和雷诺病不出现游走性血栓性浅静脉炎。尚老总结1975年8月~1983年12月收治血栓闭塞性脉管炎387例中,并发游走性血栓性浅静脉炎者164例(42.38%),无血栓性浅静脉炎者214例(55.30%),病史不明者9例(2.33%)。这是诊断血栓闭塞性脉管炎的一个重要临床特征,应加以重视。血栓闭塞性脉管炎发生游走性血栓性浅静脉炎并不少见,由于临床中缺乏认识,往往误诊为一般的血栓性浅静脉炎、风湿性结节性红斑等。

尚老报道血栓闭塞性脉管炎发生游走性血栓性静脉炎23例报告如下,以引起重视。性别:23例均为男性。年龄:20岁以下者2例,21~40岁者18例,41~45岁者3例。最小者19岁,最大者45岁。职业:职工10例,农民6例,工人4例,教师、渔民各1例,不明职业者1例。嗜好:多有长期吸烟史。吸烟5年者1例,6~10年2例,11~20年8例,21~30年8例,36年1例,不吸烟3例。病程:1年以内3例,1~5年7例,6~10年7例,11~20年5例,21~25年1例。最短5个月,最长25年。发病部位:双下肢13例,左下肢1例,单下肢兼单上肢1例,右下肢2例,两下肢兼单上肢3例,四肢3例。

临床分期与辨证分型:二期11例,三期1级10例,三期2级、3级各1例。湿热下注型17例,血瘀型5例,阴寒型1例。

1. 游走性血栓性浅静脉炎的发作类型

(1)以游走性血栓性浅静脉炎为开端,在发生动脉病变之前,首先侵犯四肢静脉。本组发生在动脉病变前2个月、4个月者各1例,3个月、1年、5年、7年者各2例,10年、13年、14年各1例,共13例。

（2）血栓闭塞性脉管炎的早期同时发作游走性血栓性浅静脉炎,四肢动脉和静脉同时受累者5例。

（3）血栓闭塞性脉管炎发病过程中,发作游走性血栓性浅静脉炎者3例。

（4）血栓闭塞性脉管炎的后期发作游走性血栓性浅静脉炎者2例。

游走性血栓性浅静脉炎发作时间最短1个月,最长间断持续18年。

2. 游走性血栓性浅静脉炎的发生部位

（1）两小腿及足背部7例。其中1例病人两侧股动脉搏动消失,由于右小腿及足背部广泛发作游走性血栓性浅静脉炎,发生溃破感染,而施行股部截肢,甚为罕见。

（2）两小腿及股部（大隐静脉）6例,其中有4例先发作小腿游走性血栓性浅静脉炎,而后向上蔓延至股部大隐静脉;有2例先发作两侧股部血栓性大隐静脉炎,而后向下蔓延发作小腿血栓性浅静脉炎。

（3）右小腿、左小腿5例。

（4）两小腿及足背部、足掌部2例。

（5）右小腿及足背部1例。

（6）单发生于右足背部1例。

（7）两小腿及足背部、足掌部和两前臂1例。为首先发作两小腿及足背部、足掌部游走性血栓浅静脉炎14年之后,才出现两下肢缺血症状,同时又发作两上肢前臂游走性血栓性浅静脉炎,持续发作1年之后,又出现两上肢缺血症状。

典型病例共25例（包括尚老报道的23例及临床新增2例）介绍如下:

【病例1】张某,男,46岁,职工,山东省人。1976年10月21日入院。

主诉:右下肢发凉、怕冷、疼痛,间歇性跛行9年;左下肢发凉、怕冷、疼痛,间歇性跛行4年多。

现病史:病人于1967年,右股下段内侧大隐静脉出现痛性发红索条状物,逐渐向下发展到下腿、足背部,呈反复发作。不久,发现右足发凉、怕冷,间歇性跛行,小腿胀痛。1972年,左小腿内侧沿大隐静脉出现硬性索条状物,足背部出现红斑结节,灼热疼痛。2个月后,发现左足发凉疼痛、酸胀、间歇性跛行。1974年,左上肢出现麻木、疼痛不适。自1975以来,左下肢及足背部经常发作硬性索条状物和红斑结节,红肿,灼热疼痛,此肢体缺血症状逐渐加重。吸烟20多年,15支/日。

检查:T 37.6℃,P 72次/min,BP 116/70mmHg。左足紫红色,发凉,皮肤、趾甲干燥,汗毛脱落。右足潮红色,发凉。两下肢肢体抬高试验(+)。左侧足背、胫后、腘动脉搏动消失;右胫后动脉搏动消失,右足背、腘动脉搏动减弱;两侧股动脉搏动减弱,两侧足动脉搏动消失。舌苔薄白,舌质红。脉象弦滑。

实验室检查:白细胞、血流变、血脂均在正常范围。心电图:一度房室传导阻滞。

诊断:血栓闭塞性脉管炎二期(湿热下注型)。

治疗:给予内服清热利湿、活血化瘀之剂四妙勇安汤加味,兼服通脉安,并用解毒洗药煎汤熏洗热敷患处治疗。住院期间,病人左膝内侧、小腿、足背部经常反复发作血栓性浅静脉炎,起硬性索条状物,红肿,疼痛,在出院前数日才控制发作。经治疗病人两下肢缺血症状减轻,病情好转,于1976年12月25日出院。

结语:发病时,均是首先侵犯两下肢静脉系统,发作血栓性浅静脉炎,而后才出现右下肢、左下肢缺血症状。住院期间,病人左下肢仍经常发作血栓性浅静脉炎,控制发作比较困难,说明病情处于发展阶段,经2个月治疗,效果不够满意。

【病例2】侯某,男,36岁,工人,山东省人。1984年8月17日入院。

主诉:左下肢发凉、怕冷,疼痛,间歇性跛行15年,右下肢有同样症状5年,左足残端溃烂半个月。

现病史:1969年夏季,病人发现两小腿内侧出现痛性红斑及硬性索条状物,呈对称性发作,均从小腿上端向下发展至足背部,为游走性发作,持续3个月。同年冬季,病人才有左足发凉、怕冷,呈苍白色,间歇性跛行。1971 年,左足趾溃破,经治疗愈合。1976 年秋季,左小腿又发作痛性红斑及硬性索条状物,持续 1 个多月。随后左足踇趾溃破,拔甲后愈合。1979 年,出现右足发凉、怕冷、间歇性跛行,此后因外伤右足发黑溃烂,施行半足切除愈合。1981 年,因碰伤,右足残端发黑溃烂,施行膝下小腿截肢手术。1982 年冬季,又发生左足趾溃烂,将 1、2、3、4 趾切除。近半个月来,两膝内侧,左小腿再发作痛性红斑及发红硬性索条状物,随即左足残端溃破,小趾发黑坏疽,再入院治疗。两上肢无自觉不适,未发作血栓性浅静脉炎。吸烟20 年,20 支 / 日,仍坚持顽固吸烟。

检查:T 37℃,P 84 次 /min,BP 120/84mmHg。左足紫红色,轻度肿胀,发凉,皮肤干燥,汗毛脱落,足残端有 1.0cm × 1.0cm 溃疡,脓少,小趾端溃烂,右小腿残端愈合好。两膝内侧均有发红硬性索条状物,约 5cm 长。左小腿大隐静脉径路呈硬性索条状物及浅褐色素沉着,左足背、胫后动脉搏动消失,两侧腘、股动脉搏动减弱;两上肢桡、尺动脉搏动较好。苔薄白,舌质红绛。

诊断:血栓闭塞性脉管炎三期 1 级。

治疗:此属湿热下注型,应清热利湿、活血化瘀,内服四妙勇安汤加味,兼服通脉安,并用丹参注射液三阴交穴位注射。

结语:病人发病时,首先侵犯两下肢静脉系统,发作游走性血栓性浅静脉炎,呈对称性发病,均从两膝内侧向下发展至足背部,此后,呈间歇性发作血栓性浅静脉炎。左下肢发病后 10 年,右下肢才出现缺血症状,侵犯肢体动脉。病程中,每当发作血栓性浅静脉炎之后,随即肢体缺血症状加重或发生肢体溃烂,呈周期性发作逐渐加重。

【病例 3】尹某,男,44 岁,渔民,山东省人。1984 年 7 月 16 日入院。

主诉:右侧手、足发凉、怕冷、疼痛,变紫色近 3 年。

现病史:1981 年秋,病人发现右手第 4 指发凉、麻木、疼痛,变青紫色,以后逐渐加重,约 4 个月后,指端溃破。1981 年底,又发现右足发凉、麻木、疼痛,足趾呈青紫色。约 3 个月后,右足掌、足背、小腿起痛性红斑,同时左小腿起痛性红斑,持续发作 1 个月消退。1983年 2~3 月,右足踇趾溃破,逐渐发展加重,在当地外敷药膏等治疗未效,至今创口未有愈合。左侧上下肢自觉无不适,两上肢无血栓性浅静脉炎史。吸烟 25 年,20 支 / 日,未戒烟。

检查:T 37℃,P 80 次 /min,BP 110/80mmHg。右足紫红色,发凉,皮肤、趾甲干燥,足蹈趾端溃烂,趾骨外露,全蹈趾明显发红肿胀,有坏死组织,黄白脓。右手指发凉,第 4 指发绀,有营养障碍。右侧足背、胫后和右尺动脉搏动消失,左侧足背动脉、左尺动脉搏动减弱,左胫后动脉、两侧腘动脉、两侧桡动脉搏动较好。左侧手、足无缺血征象。舌质红,苔薄白。

实验室检查:血脂、肝功能、血常规均在正常范围。IgG 506mg%,IgA 86mg%。创口脓液细菌培养:金黄色葡萄球菌、大肠杆菌。眼底:未见视网膜动脉硬化。

诊断:血栓闭塞性脉管炎三期 1 级。

治疗:此属湿热下注型,应清热利湿、活血化瘀,内服四妙勇安汤加味,兼服通脉安治疗。

结语:疾病首先侵犯右侧上下肢动脉,不久两侧下肢发作游走性血栓性浅静脉炎,持续发作 1 个月后消退。为发病的早期发作游走性血栓性浅静脉炎,而后未再发作。

【病例 4】徐某,男,34 岁,职工,山东省人。1984 年 6 月 25 日入院。

主诉:两下肢出现痛性红斑结节,发凉、怕冷、麻木、疼痛、间歇性跛行 10 年。

现病史:1974 年春节,两小腿、足背部起痛性红斑结节,约持续 1 个月后消退。但每年反复发作 2~3 次,多在天气寒冷时发作。1975 年冬季,病人才发现两足发凉、怕冷、疼痛,间歇性跛行,仅能走路 300m。此后,随着两下肢每年发作痛性红斑结节,两肢体缺血症状逐渐加重,足出汗少,皮肤干燥,趾甲生长慢,两下肢痛性红斑结节,均沿膝内侧大隐静脉,向小腿下端游走发展,至足背部,呈对称性间断性反复发作,至今未控制。曾按"风湿"治疗,无效。吸烟 10 年,15 支 / 日,未戒烟。

检查:T 37℃,P 80 次 /min,BP 110/70mmHg。两足深红色,发凉,皮肤、趾甲干燥,汗毛脱落,两小腿大隐静脉呈硬性索条状物,两下肢抬高试验(+),颜色复原时间 30 秒。两侧足背动脉搏动消失,胫后动脉搏动减弱,腘动脉搏动正常。苔薄白,舌质红。

实验室检查:IgG 1 002mg%,IgA 113mg%,IgM 177mg%,补体 C3 62.5mg%,血沉正常,肝功能正常。心电图:窦性心动过缓,左室面高电位。

诊断:血栓闭塞性脉管炎二期。

治疗:此属血瘀型,应活血化瘀,内服活血通脉饮,兼服通脉安治疗。

结语:病人首先发作两下肢游走性血栓性浅静脉炎,约 1 年多后才出现两下肢缺血征象,发凉、怕冷、疼痛、间歇性跛行。说明首先侵犯肢体静脉,而后累及肢体动脉。此后,发病过程中,每年于两下肢仍然发作游走性血栓性浅静脉炎,呈间断性对称性反复发作,至今未控制,而且两下肢缺血症状逐渐加重,说明病情不稳定,处于发展阶段。

【病例 5】高某,男,42 岁,职工,山东省人。1984 年 11 月 3 日入院。

主诉:两小腿反复发作痛性红斑、硬性索条状物 7 年,两足发凉、怕冷,间歇性跛行近 3 年。

现病史:病人于 1977 年 11 月,右小腿出现痛性红色硬性索条状物,发热,经用抗生素治疗,约 3 个月消退。1979 年 11 月,左小腿出现痛性发红硬性索条状物,不能走路,至 1980 年夏季才消退。但 1981 年起,两小腿、足背部反复发作痛性发红硬性索条状物和痛性红斑结节,经常不断发作,冬季加重,至今未控制。1981 年冬季起,病人才发现两足发凉、怕冷,间歇性跛行,两小腿酸胀疼痛,仅能走路 200m。自去年起,病人发现两足趾甲生长缓慢,皮肤干燥,不出汗;左足汗毛脱落,呈潮红色,走路后呈苍白色。吸烟 26 年,16 支 / 日,仍继续吸烟。

检查:T 37.3℃,P 80 次 /min,BP 100/70mmHg。两足发凉,呈潮红色,皮肤、趾甲干燥,左足汗毛稀疏。两小腿散在发红硬性索条状物和红斑块,压痛,以及满布索条状和斑状色素沉着。两侧胫后动脉搏动减弱,其他动脉搏动良好。肢体抬高试验(+),下肢抬高时,左足呈苍白色,颜色复原时间缓慢为 60 秒。苔薄白,舌质红。

实验室检查:白细胞、血沉、肝功能、血脂均在正常范围。IgG 506mg%,IgA 211mg%,IgM 177mg%,补体 C3 75mg%;活性玫瑰花结 Ea 30%,稳定玫瑰花结 Es 9%,总玫瑰花结 ET 58%;淋巴细胞转化率 60%。眼底:未见视网膜动脉硬化。

诊断:血栓闭塞性脉管炎二期(湿热下注型)。

治疗:给予清热利湿、活血化瘀,内服四妙勇安汤加味,兼服散结片、通脉安,并用丹参注射液静脉滴注。用硝矾洗药外洗患处。

结语:发病时,首先侵犯两下肢静脉系统,经常反复发作血栓性浅静脉炎,长达 7 年之久,近 3 年来侵犯下肢动脉,才出现肢体缺血症状。在发病过程中,经常反复发作血栓性浅静脉炎,而且两小腿广泛满布病变,甚为少见,说明病情不稳定,处于发展阶段。

【病例 6】张某,男,49 岁,农民,山东省人。1984 年 1 月 14 日入院。

主诉:右足凉、麻痛,间歇性跛行 8 年,蹈趾根溃破 2 个月。

现病史:1975 年 11 月,发现右足发凉、疼痛、间歇性跛行,仅能走路 300m。此后症状加重,冬季更明显。1982 年冬季,右足背部出现一个杏核大小痛性红斑结节,持续 3~4 个月后消退。其他肢体无自觉不适,也未再出现血栓性浅静脉炎。近 2 个月来,右足疼痛加重,足趾呈潮红色,蹈趾根背部溃破。13 岁开始吸烟,20 支 / 日。

检查:T 37℃,P 84 次 /min,BP 130/90mmHg。右足发凉,呈潮红色,皮肤干燥、脱屑,趾甲增厚,汗毛脱落。右蹈趾根背部偏内侧有约 2cm×2cm 的溃疡,脓少,蹈趾发红肿胀。右足背、胫后动脉搏动消失,腘动脉搏动减弱。舌质红,苔薄白。脉弦。

实验室检查:胆固醇 180mg%,甘油三酯 138mg%,β- 脂蛋白 250mg%。尿糖(−)。

诊断:血栓闭塞性脉管炎三期 1 级。

治疗:此属湿热下注,应清热利湿、活血化瘀,内服四妙勇安汤加味治疗,并静脉滴注丹参注射液,常规换药。

结语:血栓闭塞性脉管炎侵犯肢体动脉之后,发生肢体血液循环障碍。在发病的后期,才有肢体发作游走性血栓性浅静脉炎,说明病情并不稳定。

【病例7】丁某,男,25岁,职工,山东省人。1984年4月29日入院。

主诉:两下肢反复发作痛性发红硬性索条状物5年多,两足发凉、怕冷,间歇性跛行半年。

现病史:病人于1978年7月,洗澡受凉后,发现两小腿疼痛。约1个月多之后,右大腿内侧出现痛性发红硬性索条状物(大隐静脉),随即两小腿间断性反复发作痛性发红硬性索条状物(血栓性浅静脉炎),至1979年4月停止发作。今年2月,左小腿又发作痛性发红硬性索条状物,同时左大腿内侧出现痛性发红硬性索条状物(大隐静脉),呈间断性反复发作,持续1个月消退。询问病史至1983年12月,病人才发现两足发凉、怕冷,呈紫红色,间歇性跛行,仅能走路1km,出现两小腿胀痛,趾甲生长缓慢,皮肤干燥,足不出汗。病人近2年才有两下肢静脉曲张。

检查:T 36.7℃,P 60次/min,BP 130/80mmHg。两小腿内侧下1/3皮肤色素沉着,呈暗褐色。两小腿均有静脉曲张。左小腿内侧广泛发红肿胀,并有多条发红硬性索条状物,灼热,压痛。左股内侧沿大隐静脉径路(至腹股沟)呈硬性索条状物及条状色素沉着,并可扪及硬结节。两足发凉,呈紫红色,皮肤趾甲干燥,两侧足背动脉搏动消失,胫后动脉搏动尚清楚。舌苔薄白,质红。

左侧股部病变大隐静脉病理切片报告为:血栓闭塞性脉管炎。

诊断:血栓闭塞性脉管炎二期,游走性血栓性浅静脉炎。

治疗:此属湿热下注,应清热利湿、活血化瘀,内服四妙勇安汤加味治疗,兼服活血通脉片、通脉安,用丹参注射液静脉滴注。同时用硝矾洗药洗患肢,促进肢体浅静脉硬结吸收消散。

结语:在动脉病变之前,首先侵犯静脉,发作两下肢游走性血栓性浅静脉炎,并累及两侧股部大隐静脉,呈间断性反复发作达5年之久。近半年来,才累及两下肢动脉,出现缺血征象。

【病例8】毕某,男,38岁,工人,山东省人。1984年5月7日入院。

主诉:右下肢间歇性跛行,发凉、麻木2年。

现病史:病人于1982年5月,走路时病人感觉到右足掌胀麻不适,稍停步休息症状消失,出现间歇性跛行。8月出现右内踝前下部肿胀,后渐消失。1983年5月,右足背起发红痛性斑块,经3~4日后消退,但又复发,间断发作20日后消失。同年7月,右小腿内侧出现发红痛性硬性索条状物,由内踝处向上延伸至膝内侧(大隐静脉),至10月份消退。同年11月,病人发现右足发凉、麻木,间歇性跛行加重,仅能走路0.5~1km,足不出汗,皮肤干燥,趾甲生长缓慢,遇寒冷右足变苍黄色,其他肢体无不适。病人15岁起吸烟,25支/日,戒烟半年。

检查:T 36.6℃,P 72次/min,BP 120/70mmHg。右足潮红色,发凉,皮肤趾甲干燥,右小腿大隐静脉显硬性索条状物,无炎症及压痛。足背、蹰趾背汗毛尚存在。右下肢抬高试验(+)。右足背动脉搏动微弱,胫后动脉搏动消失,腘动脉搏动弱(+)。

诊断:血栓闭塞性脉管炎二期。

治疗:此属血瘀型,应活血化瘀,内服活血通脉饮治疗,兼服通脉安,并应用丹参注射液静脉滴注。

结语:病人首先出现右下肢间歇性跛行,然后在右内踝处、足背部起血栓性浅静脉炎硬块,接着侵犯右小腿内侧大隐静脉,由内踝部向上延伸至膝部,呈持续性间断发作,说明病情处于进展期,逐渐加重。最后才出现右足发凉、麻木、间歇性跛行加重,足变为苍黄色。

【病例9】毕某,男,54岁,农民,山东省人。1984年3月3日入院。

主诉:左下肢发凉、怕冷、疼痛、间歇性跛行25年,右足蹰趾溃烂9个月。

现病史:1959年冬季,左足发凉、怕冷、疼痛、间歇性跛行,1968年左蹰趾溃烂,施行蹰趾切除后愈合。在左足发病10年后,左足背、小腿起痛性发红硬性索条状物,持续反复发作1年后消退。1979年春季,右足背、小腿起痛性发红硬性索条状物,持续反复发作8个月消退。同时右足趾变为紫红色,间歇性跛行,仅能走路250m。1983年5月,右足蹰趾碰伤溃烂,剧痛,不能安睡,此后,两下肢和上肢未再发作血栓性浅静脉炎。吸烟27年,20支/日。

检查:T 36.6℃,P 84 次 /min,BP 120/80mmHg。两足皮肤、趾甲明显营养障碍。右足潮红色,蹑趾端溃烂,形成骨髓炎,蹑趾青紫、肿胀。两侧足背、胫后、腘、股动脉搏动消失,两小腿肌肉萎缩。舌苔黄厚腻,舌质淡,脉沉细。

诊断:血栓闭塞性脉管炎三期 1 级。

治疗:此属湿热下注,应清热利湿、活血化瘀,内服四妙勇安汤加味,同时静脉滴注曲克芦丁治疗。当患肢血运改善,右足蹑趾炎症明显减轻,于 4 月 6 日施行蹑趾部分切除缝合术。

结语:血栓闭塞性脉管炎侵犯肢体动脉之后,在疾病演变过程中间,常发生游走性血栓性浅静脉炎,呈间歇性持续性反复发作,说明肢体动脉和静脉病变处于发展阶段,在病情稳定后也可有急性发作,其有周期性发作的特点。

【病例 10】张某,男,33 岁,职工,山东省人。1984 年 3 月 26 日入院。

主诉:手足发凉、麻木、疼痛 9 年,右蹑趾溃破 1 个多月。

现病史:1975 年春,右手发凉、麻木、疼痛,间歇性跛行,走路500m。约 2~3 个月后,左内踝部、小腿发作痛性红斑结节,呈反复发作,游走不定,内服四妙勇安汤加味有效,但容易再发作,持续 2 个月才消退。1983 年 2 月,右足出现发凉、麻木、疼痛,呈苍黄色。2~3 个月后,右足、小腿又出现痛性红斑结节,呈游走性,反复发作,至 1983年 12 月才停止发作。近 3~4 个月来,左手发凉、麻木,遇冷变苍白色。近 1 个多月,右足蹑趾青紫,疼痛加重,趾端溃破。两上肢未发作血栓性浅静脉炎。

检查:T 36℃,P 64 次 /min,BP 130/90mmHg。右足蹑趾前端内侧甲沟处溃烂,约 1.0cm × 0.5cm,肉芽尚好,脓少,蹑趾紫红肿胀,轻度感染。右足背动脉搏动消失,右胫后、左足背、左胫后动脉搏动细弱,两侧腘动脉搏动良好。右桡动脉、左尺动脉搏动细弱,右尺动脉搏动消失。舌质红,舌苔微黄腻。脉象弦细。

诊断:血栓闭塞性脉管炎三期 1 级。

治疗:此属湿热下注,应清热利湿、活血化瘀,内服四妙勇安汤加味治疗,同时应用抗生素。

结语:为游走性血栓性浅静脉炎,在血栓闭塞性脉管炎发病过程中的表现,与毕某(案例9)相同。

【病例 11】张某,男,40 岁,山东省人。1984 年 3 月 20 日入院。

主诉:两下肢发凉,怕冷,麻木,疼痛,间歇性跛行 1 年多,左小趾发黑坏疽 6 个多月。

现病史:1983 年 1 月,首先感到右足发凉、怕冷、麻木、疼痛,间歇性跛行,仅能走路 100 步。约 1 个多月后,右小腿内侧出现痛性发红硬性索条状物,反复发作,经用抗生素和中药,至 5 月,右小腿痛性发红硬性索条状物消退。1983 年 9 月,左小趾发黑疼痛,逐渐加重。1984 年 1 月,发现两手指发凉、怕冷、疼痛。其他肢体未发作血栓性浅静脉炎。吸烟 20 年,10~20 支 / 日。

检查:T 37℃,P 86 次 /min,BP 120/80mmHg。左足小趾干性坏疽至跖趾关节,1、2 趾呈青紫色,足背部潮红肿胀。右足中趾末节趾骨暴露。两侧足背动脉、左侧胫后动脉搏动消失,右胫后动脉、两腘动脉搏动减弱。舌苔薄白,舌质暗红,脉弦涩。

诊断:血栓闭塞性脉管炎三期 3 级。

治疗:此属湿热下注,应清热利湿、活血化瘀,内服四妙勇安汤加味。待患肢血运改善,施行坏死组织切除。

结语:脉管炎侵犯肢体动脉的早期,当出现肢体缺血征象后不久,即在患肢发作游走性血栓性静脉炎,可间断或持续发作几个月或数年后才停止发作,在发病的早期,肢体动脉和静脉同时受累。

【病例 12】李某,男,45 岁,职工,山东省人。1983 年 7 月 7 日入院。

主诉:两下肢发凉、怕冷,麻木、疼痛 19 年,右足背溃烂 1 个月。

现病史:1963 年,病人左下肢内侧沿浅静脉径路出现多个痛性红结节,约半月后消失。1964 年冬季,病人才发现两足发凉、怕冷、麻木、呈苍白色,此后症状加重,右上肢发病。1976 年,左足前半部坏疽,施行手术切除。该病人入院前 2 个月,右足疼痛加重,右足背内踝处又出现数个痛性红结节,1 个月后,结节处皮肤溃破,溃烂逐渐扩大,剧痛难忍,不能安睡。吸烟 27 年,5 支 / 日。

检查:T 36.5℃,P 76 次 /min,BP 130/100mmHg。右足趾发黑坏

疽,足背部、踝关节处(至踝上方)有 20cm×8cm 皮肤溃烂坏死区,足部明显红肿,小腿肌肉明显萎缩。两侧足背、胫后、腘、股动脉消失,右上肢桡、尺动脉搏动消失,肱动脉搏动减弱。舌苔黄腻,舌质红。

实验室检查:白细胞 $10.1×10^9/L$,中性粒细胞比例 82%,血沉 50mm/h,尿常规正常,肝功能正常。心电图:窦性心动过速。

诊断:血栓闭塞性脉管炎三期 3 级(湿热下注型)。

治疗:宜清热利湿、活血化瘀,内服四妙勇安汤加味,口服通脉安,并用复方丹参注射液静脉滴注,同时使用抗生素控制感染。用乌头注射液肌内注射缓解疼痛。但由于患肢血运差,右足严重溃烂坏死加重,其间病人高热 38.4℃,一般情况差,于 7 月 25 日,在硬膜外麻醉下,施行右股部截肢术。术后第 12 日拆线,创口一期愈合。

结语:病人发病时,首先侵犯左下肢静脉系统,发作血栓性浅静脉炎,1 年以后,才侵犯肢体动脉,出现两下肢缺血症状,此后病情逐渐加重,并侵犯上肢发病。由于股动脉闭塞,患肢严重血液循环障碍,肢体肌肉极度萎缩,当该次右足部发作血栓性浅静脉炎出现痛性发红结节时,广泛溃烂坏死,继发感染,扩展至踝关节上方,而施行股部截肢。血栓闭塞性脉管炎发作血栓性浅静脉炎,而引起肢体严重溃烂坏疽施行截肢者甚为罕见,说明积极治疗,控制病情发展,控制游走性血栓性浅静脉炎何等重要。

【病例 13】释某,男,32 岁,农民,山东省人。1983 年 8 月 4 日入院。

主诉:左足发凉、怕冷,间歇性跛行 7 年。

现病史:1975 年 10 月,左内踝部出现痛性发红硬性索条状物,持续 50 日消退。当地医院诊断为"浅静脉炎"。1976 年 2 月,才出现左足发凉、怕冷,麻木、疼痛,间歇性跛行,仅能走路 200m,此后症状加重,右足出汗减少,汗毛脱落,趾甲生长缓慢,足变潮红色,此后未再发作血栓性浅静脉炎。吸烟 10 年,10~20 支／日。

检查:T 37.3℃,P 12 次／min,BP 120/60mmHg。左足发凉,呈潮红色,皮肤、趾甲干燥,汗毛稀疏,右内踝前大隐静脉呈硬性索条状物,压痛。左侧足背、胫后、腘动脉搏动消失。苔黄,舌质红,脉弦涩。

实验室检查:血脂、肝功能均在正常范围。心电图:正常范围。

诊断:血栓闭塞性脉管炎二期(血瘀型)。

治疗:治宜活血化瘀,内服活血通脉Ⅱ号,兼服活血祛瘀片,并用复方丹参注射液静脉滴注。经治疗,患肢缺血症状改善,但动脉搏动未恢复,于1983年9月7日出院。

结语:血栓闭塞性脉管炎发病时,首先侵犯肢体静脉系统,发作左内踝部血栓性浅静脉炎,4个月后,才出现左下肢缺血症状。因此,当发病初期,未侵犯肢体动脉时,常被误诊为一般的血栓性浅静脉炎,失去对血栓闭塞性脉管炎的早期诊断、早期治疗的时机。

【病例14】陈某,男,22岁,农民,山东省人。1983年6月24日入院。

主诉:右下肢发凉、怕冷、麻木、间歇性跛行4个月。

现病史:1982年11月,病人右小腿外侧出现痛性红结节及索条状物,红肿,灼热,后渐消退,但遗留硬性索条状物并伴有色素沉着(血栓性浅静脉炎)。1983年2月,病人才出现右下肢发凉、怕冷、麻木、疼痛,足部呈苍白色,间歇性跛行,劳动后症状加重,出现静止痛。无吸烟史。

检查:T 37.1℃,P 88次/min,BP 120/80mmHg。右足发凉,呈苍白色,汗毛稀疏,肢体抬高试验(+),右小腿浅静脉有硬性索条状物。右足背、胫后动脉搏动消失,左胫后动脉搏动减弱。舌苔薄白,舌质淡。

实验室检查:IgG 1 123mg%,IgA 211mg%,IgM 138mg%,补体C3 100mg%;活性玫瑰花结Ea 11%,稳定玫瑰花结Es 7%,总玫瑰花结ET 62%;淋巴细胞转化率58%,尿常规正常,胆固醇132mg%,甘油三酯70mg%,β-脂蛋白340mg%。

诊断:血栓闭塞性脉管炎二期(阴寒型)。

治疗:给予活血化瘀治疗,内服活血通脉Ⅱ号,应用复方丹参注射液20ml加入5%葡萄糖500ml静脉滴注,每日1次,前后共用30次(2个疗程)。7月23日,右外踝处又发作血栓性浅静脉炎,出现痛性发红结节及硬性索条状物,用紫金锭外涂治疗后,逐渐消失。8月9日,左外踝处浅静脉出现了3cm长硬性索条状物,红肿,压痛。经治疗消退后,未再复发。经活血化瘀法治疗,病情稳定,患肢缺血症状显著改善,于 1983 年 8 月 25 日出院。

结语:发病时,首先右小腿发作血栓性浅静脉炎,3 个月后,才出现右下肢缺血症状。病人入院后,活血化瘀法治疗过程中,又有二次发作下肢血栓性浅静脉炎,说明病情不稳定。经治疗 2 个月,患肢缺血症状改善,出院后,仍应继续治疗。

【病例 15】张某,男,29 岁,干部,山东省人。1984 年 11 月 19 日入院。

主诉:两下肢反复发作痛性红斑、结节 5 个月,两足发凉、怕冷,间歇性跛行 2 个月。

现病史:1984 年 7 月底,病人左小腿、足背部出现痛性红斑结节,约 10 日后,右小腿发生痛性红斑结节。此后,两小腿反复发作痛性红斑结节,呈游走性,经常不断,至今未停止。11 月初,左股内侧出现痛性红斑,至今未消退。从 10 月份起,病人才发现两足发凉、怕冷。间歇性跛行,走路时两下肢酸胀无力,以左足为重,同时两足出汗减少,趾甲生长缓慢。两上肢无不适。吸烟 10 年,7 支 / 日,未戒烟。

检查:T 37.2℃,P 88 次 /min,BP 130/90mmHg。两足发凉,右足呈潮红色,左足略微苍白色。左股内侧、股外侧,左小腿下端后侧,右小腿下端前侧、内后侧各有约 4cm×3cm 红斑块,硬,灼热,压痛。左侧足背动脉搏动微弱,不易扪出,右足背动脉、左胫后动脉搏动减弱,其他动脉搏动良好。肢体抬高试验(+):下肢抬高时,左足呈苍白色,颜色复原时间 45 秒,右足 20 秒。舌苔黄,舌质红。

实验室检查:血沉、肝功能、血脂均在正常范围。心电图:正常范围。

诊断:血栓闭塞性脉管炎二期(湿热下注型)。

治疗:内服脉复生片(益气清热活血)治疗观察。当治疗 2 周后,两下肢较大的痛性红斑块完全消退。说明脉复生片治疗血栓性浅静脉炎有效果。

结语:发病时,首先侵犯两下肢静脉系统,发作血栓性浅静脉炎,3 个月之后才侵犯肢体动脉,出现肢体缺血症状。此病人,两小腿和左股部发作血栓性浅静脉炎甚为少见,一般大多数病人为两小腿和足背部发生血栓性浅静脉炎,此病人为疾病过程中发作血栓性静脉炎,说明病情处于活动进展阶段。

【病例 16】 史某,男,48 岁,已婚,干部。1980 年 4 月 22 日入院。

主诉:右足发凉、麻木、疼痛 2 年多,右足蹬趾溃破 2 个月。

现病史:病人于 1970 年秋季起,右小腿反复发作痛性红斑(血栓性浅静脉炎)。持续 8 年多。1977 年,右足发凉、怕冷、麻木、疼痛、皮肤苍白,间歇性跛行,走路 0.5~1km,足掌疼痛难行。曾服中药,患侧股动脉 CO_2 注射治疗,症状渐加重。过 2 个月后,右足蹬趾疼痛加重,皮肤呈紫暗色,趾甲处溃脓。饮酒,吸烟 20 多年,40 支 / 日。

查体:T 36.6℃,P 80 次 /min,BP 130/90mmHg。一般情况好,神志清楚。头颈、胸肺均未见异常。腹部平坦、柔软,肝脾均未扪及。舌苔白腻,舌质红。两足发凉,皮肤干燥,趾甲增厚,右足潮红色,蹬趾紫红、肿胀,甲下积脓溃破,有脓液流出,右足背动脉搏动消失,胫后动脉扪不清,腘动脉减弱,股动脉搏动良好。左足背动脉扪不清,胫后、腘动脉搏动减弱,股动脉搏动良好。两上肢动脉搏动良好。

实验室检查:血常规、肝功能均在正常范围。胆固醇 190mg%,甘油三酯 71mg%,β- 脂蛋白 280mg%。免疫球蛋白 IgG 506mg%,IgA 361mg%,IgM 72mg%。

诊断:血栓闭塞性脉管炎三期 1 级(湿热型)。

治疗经过:入院后,给予清热利湿、活血化瘀疗法,内服四妙勇安汤加味,活血通脉片 20 片,日服 3 次,同时用 5% 葡萄糖 500ml+ 白花丹参注射液 10ml 静脉滴注,日 1 次,连用 15 日。4 月 23 日,将右足蹬趾甲前端剪除,引流甲下积脓。此后,蹬趾紫红肿胀明显减轻,静止痛消失,甲下脓液很少,炎症基本控制,血运改善。X 线片:蹬趾末节趾骨有囊样改变,有骨质破坏。5 月 14 日,在小量腰麻(普鲁卡因 80mg)下,施行蹬趾部分切除缝合术,蹬趾残端渗血旺盛,血运较好,肌内注射青霉素、链霉素 7 日,维生素 B_1 100mg 两侧足三里穴交替注射,每日 1 次。术后第 10 日,伤口拆线,一期愈合。6 月 3 日起,又用白花丹参注射液静脉滴注,连用 10 日。6 月 11 日以后,改服顾步汤加活血通脉饮Ⅱ号,蹬趾残端疼痛减轻。1980 年 7 月 30 日出院。

结语:血栓闭塞性脉管炎在发生动脉病变之前,首先侵犯肢体静脉,发作游走性血栓性浅静脉炎,常反复发作持续数年后,才累及肢体动脉,出现肢体缺血征象。

体会:

1. 甲下积脓,足趾血运差,有炎症时不宜拔甲,应剪甲引流,待血运改善,炎症消退时,再施行踇趾部分切除缝合术。

2. 白花丹参注射液静脉滴注,对改善血运、消炎退肿有显著效果。

3. 趾部分切除缝合术,应常规放置橡皮条引流,可引出积血、渗液,便于伤口顺利愈合。此例伤口未用橡皮条引流,伤口愈合良好。但很少见,除非血运良好。

【病例 17】尹某,男,28 岁,教师,山东省人。1985 年 1 月 9 日入院。

主诉:两下肢发凉、怕冷、麻木、间歇性跛行、出现发红痛性硬性索条状物 6 个月。

现病史:1984 年 6 月,病人蹚冷水后,两膝内侧出现发红痛性硬性索条状物,约持续 20 日后消退。但此后两小腿上段至两股部下段,经常反复发作红痛性硬性索条状物,每次持续 15 日左右消退,经治疗无效,至今发作不断,但全身无反应。发病半月后,病人发现两足发凉、怕冷、麻木、疼痛,间歇性跛行,右小腿肚、足掌部胀痛,仅能走路 250m。以右足为重,变为紫红色,皮肤干燥,汗毛脱落,趾甲生长缓慢,足不出汗。两上肢无不适。吸烟 5 年,15 支 / 日。

检查:T 36.4℃,P 68 次 /min,BP 120/80mmHg。右足发凉,深潮红色,皮肤干燥,汗毛稀疏,右膝内侧和两小腿内侧可触及硬性索条状物,无明显压痛。肢体抬高试验征(+):下肢高举时,右足呈苍白色,颜色复原时间 35 秒。右足背动脉搏动消失,其他肢体动脉搏动正常。舌苔薄黄,舌质红。

实验室检查:肝功能、血沉正常,尿糖(−)。胆固醇 275mg%,甘油三酯 41mg%,β- 脂蛋白 330mg%。免疫球蛋白 IgG 762mg%,IgA 162mg%,IgM 177mg%,补体 C3 62.5%;活性玫瑰花结 Ea 24%,稳定性玫瑰花结 Es 13%,总玫瑰花结 ET 60%,淋巴细胞转化率 53%。心电图:正常范围。

诊断:血栓闭塞性脉管炎二期(湿热下注型)。

治疗:内服四虫片治疗观察。入院治疗 10 日后,两下肢血栓性浅静脉炎硬性索条状物消退,缺血症状改善,未再发作血栓性浅静脉炎。

结语:此例病人,为两下肢血栓性浅静脉炎和肢体缺血症状几乎同时发生。说明肢体动脉、静脉同时被侵犯而发病,而两下肢反复发作游走性血栓性浅静脉炎,又说明病情处于进展阶段。因此,临床治疗,控制发作血栓性浅静脉炎和控制疾病进展甚为重要。

【病例 18】牟某,男,31 岁,工人,山东省人。1984 年 12 月 28 日入院。

主诉:左足发凉、怕冷、间歇性跛行 1 年多,左蹈趾溃破 3 个月。

现病史:1983 年 5 月,左足扭伤肿痛消退后,发现左足趾呈紫红色,同时左足掌胀痛,间歇性跛行,仅能走 500m。同年 7 月,左足发凉、怕冷,出汗减少,趾甲生长缓慢。1984 年 3 月,左足第 4 趾溃破,经治疗愈合。同年 9 月,左足蹈趾溃破,疼痛加重。1984 年 10 月,右小腿下端内侧出现发红痛硬性索条状物(血栓性浅静脉炎),持续 2 个月消退。其他肢体无不适,未发作血栓性浅静脉炎。吸烟 7 年,10 支 / 日。

检查:T 36.8℃,P 54 次 /min,BP 130/90mmHg。左足发凉,呈紫红色,皮肤干燥,蹈趾皮肤呈硬壳状,趾甲干燥增厚,汗毛稀疏。左蹈趾轻度肿胀,掌面有约 0.3cm×0.3cm 大小溃疡,分泌物少。左足背、胫后动脉和右胫后动脉、左尺动脉搏动消失,其他动脉搏动良好。舌苔白腻,舌质暗红。

实验室检查:肝功能、血沉正常,尿糖(-)。IgG 1 002mg%,IgA 86mg%,IgM 186mg%,补体 C3 40%;活性玫瑰花结 Ea 18%,稳定性玫瑰花结 Es 12%,总玫瑰花结 ET 63%,淋巴细胞转化率 56%。心电图:正常范围。

诊断:血栓闭塞性脉管炎三期 1 级(湿热下注型)。

治疗:给予清热利湿、活血化瘀法,内服四妙勇安汤加味,兼服通脉安治疗。住院 1 周后,左小腿下端前出现发红痛性索条状物,约 7 日后消退。此后,应用丹参注射液 10ml 加入 5% 葡萄糖液 500ml,静脉滴注,每日 1 次,连用 15 日。经治疗,左下肢缺血明显改善,疼痛减轻,皮肤湿度颜色好转,足出汗增多。

结语:发病时,首先侵犯肢体动脉,出现左下肢缺血症状,至后期才发作右下肢血栓性浅静脉炎,持续时间较短。

【病例 19】杨某,男,25 岁,职工,江苏省人。1984 年 10 月 25 日入院。

主诉:两足发凉、怕冷,疼痛,间歇性跛行 4 年,左手发凉、怕冷 2 年。

现病史:1980 年秋季,病人发现右足发凉、怕冷,间歇性跛行,小腿胀痛。至冬季,右小腿和足部出现痛性红斑和发红痛性硬性索条状物,经常反复发作。1981 年春季,又发现左足发凉、怕冷,变紫红色,随即左小腿、足部出现痛性红斑和发红痛性硬性索条状物,经常反复发作。此后,两小腿、足部沿浅静脉经常反复发作痛性红斑和发红痛性硬性索条状物,呈游走性发作,冬季发作加重,夏季减轻,一直持续发作至 1984 年冬季才停止。1982 年秋季,右小腿外侧 2 个痛性红斑结节溃破。治疗 1 年半后才愈合。但无全身不适。1982 年冬季,病人又发现左手发凉、怕冷、手指疼痛,遇寒冷变紫红色。随着两下肢发作游走性血栓性浅静脉炎,两足缺血症状逐渐加重,两足呈紫红色,间歇性跛行,仅能走路 100m,两足皮肤干燥,趾甲生长缓慢,汗毛脱落,足不出汗,右手无不适,其他肢体未发作浅静脉炎。从 12 岁起吸烟,22 支 / 日,1984 年 3 月才戒烟。

检查:T 36.8℃,P 80 次 /min,BP 130/80mmHg。两足发凉,呈紫红色,皮肤干燥、脱屑,趾甲干燥、增厚或呈嵌甲样,汗毛稀疏,有明显营养障碍改变,两小腿血栓性浅静脉消退。肢体抬高试验(+):两下肢高举时,两足呈苍黄色,颜色重复时间 60 秒。两侧足背、胫后动脉和右侧腘动脉搏动消失,左侧腘动脉和两侧股动脉搏动减弱,左侧桡动脉和两侧尺动脉搏动减弱。舌苔白,舌质红。

实验室检查:血沉、肝功能、血糖均正常。IgG 1 002mg%,IgA 162mg%,IgM 52mg%,补体 C3 40%;活性玫瑰花结 Ea 22%,稳定性玫瑰花结 Es 12%,总玫瑰花结 ET 45%,淋巴细胞转化率65%。心电图:正常范围。

诊断:血栓闭塞性脉管炎二期(血瘀型)。

治疗:给予活血化瘀法,内服脉复生片、活血通脉饮,用丹参注射液静脉滴注 30 日。经治疗,两下肢缺血症状改善,发冷减轻,颜色好。

结语:发病时,两下肢出现缺血症状之后,随即两下肢反复发作血栓性浅静脉炎,持续间断长达 4 年之久,为动脉和静脉同时受累而发病。随着发作血栓性浅静脉炎,而肢体缺血症状随即逐渐加重,说明病情处于活动进展期。

【病例 20】姜某,男,41 岁,干部,山东省人。1984 年 8 月 6 日入院。

主诉:四肢反复发作痛性红斑及硬性索条状物 18 年,四肢手足发凉、怕冷,下肢间歇性跛行,疼痛 4 年,左足踇趾溃破、肿痛 15 日。

现病史:1966 年 10 月,病人右小腿出现痛性红斑及发红硬性索条状物,逐渐向小腿下端发展,至足背、足掌部,呈游走性反复发作,持续 1 年时间消退。接着左小腿发作同样病变,从小腿上端向下端发展,至足背、足掌部,呈游走性反复发作,持续 1 年多时间。此后两小腿呈交替反复发作游走性血栓性浅静脉炎,经常不断,无一定发作规律,至今未停止发作。至 1980 年冬天,才发现左足发凉、怕冷、间歇性跛行、疼痛,足趾变紫色,右足仅有轻微发凉、怕冷。同年 11 月,左足踇趾甲沟炎溃破,经治疗 1 个月愈合。此时,病人两手前臂出现发红痛性硬性索条状物,呈游走性反复发作,持续 1 年多消退。此后,病人即感到两手发冷、怕凉,冬季遇寒冻后,两手变苍白色。今年 7 月间,左足踇趾甲沟处红肿疼痛,病情加重而入院治疗。吸烟 20 年,15 支 / 日,未戒烟。

检查:T 36.5℃,P 88 次 /min,BP 110/80mmHg。两足发凉,以左足明显,呈暗红色,两足皮肤趾甲干燥。趾甲增厚,左踇趾甲沟处溃胀,两足部皮肤广泛色素沉着,呈漆褐色。两小腿大隐静脉及浅静脉径路色素沉着,并呈硬性索条状,但无发红炎症表现。两手轻度凉,色尚正常。左侧足背、胫后动脉及右侧胫后动脉搏动消失,左侧胭动脉、右侧足背动脉和两侧尺动脉搏动减弱,右侧胭动脉、两侧股动脉和两侧桡动脉搏动正常。舌苔薄白,舌质红。

实验室检查:血常规、血脂、肝功能正常范围。IgG 1 002mg%,IgA 86mg%,IgM 52mg%,补体 C3 52%。心电图正常范围。

诊断:血栓闭塞性脉管炎三期 1 级。

治疗:此属湿热下注型,应清热利湿、活血化瘀,内服四妙勇安汤加味,兼服通脉安,并用丹参注射液足三里穴位注射。

结语:病人发病时,首先侵犯两下肢静脉系统,发作血栓性浅静脉炎,均从两小腿上端向下端发展,至足背、足掌部,这样经常反复发作长达 14 年之后,而后才侵犯两下肢动脉,出现肢体缺血征象。此后,两上肢反复发作血栓性浅静脉炎,较罕见。整个病程中,均经常不断发作游走性血栓性浅静脉炎 18 年之久,说明病不稳定,处于发展阶段,病情逐渐加重。

【病例21】赵某,男,37 岁,农民,山东省人。1986 年 6 月 5 日入院。

主诉:两足麻木,发凉、怕冷,疼痛,间歇性跛行近 2 年。

现病史:1979 年 10 月,病人两小腿内侧出现发红痛性硬性索条状物,逐渐向上伸延至腹股沟部(大隐静脉炎),用抗生素、中药治疗,半月后消退。但此后每年 10 月秋凉,两小腿内侧总是出现痛性索条状物,经治疗约 10 日后消退。而在其他时间季节不发作血栓性浅静脉炎。病人四肢无缺血症状,能经常下地劳动。至 1984 年 9 月,病人发现左足发凉、麻木、疼痛、间歇性跛行,仅能走路 250m。约半月后,左足又同样出现缺血症状。两足出汗少,皮肤干燥,趾甲生长慢。每当冬季加重,遇冷两足呈苍白色。今年 1 月,右足蹈趾端溃破流水,治疗后结痂。两上肢无感觉不适。吸烟 10 年多,10 支 / 日,戒烟 2 年。

检查:T 37.1℃,P 100 次 /min,BP 120/80mmHg。两足潮红色,发凉,右足皮肤干燥,汗毛脱落,右足蹈趾端溃疡结痂,蹈趾红肿,右小腿大隐静脉呈硬性索条状,无疼痛,轻度肌萎缩。肢体抬高试验(+):高举下肢,右足呈苍白色,颜色复原时间 60 秒。两侧足背、胫后动脉搏动消失,右腘动脉减弱,其他肢体动脉搏动正常。舌苔薄黄,舌质红。

实验室检查:血常规、肝功能、心电图均正常,尿糖(-)。

诊断:血栓闭塞性脉管炎三期1级(湿热下注型)。

治疗:清热利湿、活血通络,内服四妙勇安汤加味,兼服活血通脉片。

结语:病人两下肢反复发作游走性血栓性浅静脉5年之后,才出现两下肢缺血症状。为首先侵犯肢体静脉系统,而后累及肢体动脉系统,因此,早期被误诊为单纯血栓性浅静脉炎,而延误对血栓闭塞性脉管炎的及时治疗,说明病情不稳定,反复发作,逐渐加重,而使右足蹞趾溃破继发感染。

【病例22】 潘某,男,47岁,山东人。1984年6月18日入院。

主诉:两足发凉、怕冷,疼痛,间歇性跛行12年,右足蹞趾溃烂20日。

现病史:1972年冬季,发现左足发凉、怕冷,间歇性跛行,足变潮红色。1973年3月,依次在左足掌、足背、小腿内侧出现痛性红斑结节,约半月后消退,但多在冬季发作。数月后,左足小趾变紫色、溃破。1976年,依次右足掌、足背、小腿作痛性红斑结节,约半年前已出现右足发凉、怕冷、疼痛、间歇性跛行,后右足蹞趾溃破,经治疗愈合。1981年,左小腿内侧出现痛性发红硬性索条状物,足掌、足背出现痛性红斑,持续发作3个月,才消退。同时,左足第2趾发黑坏疽,手术治愈。此后,每当两下肢症状加重时,会出现痛性红斑结节及硬性索条状物。1983年,两足症状加重,发凉,变紫色,间歇性跛行,仅能走路500m。同年冬季,右足背、小腿发作痛性红斑,持续反复发作3个月。20日前,右蹞趾溃破,疼痛加重,夜间不能入睡。1976年,两上肢发凉、怕冷,冬季变苍白色,但未发作血栓性浅静脉炎。吸烟23年,20支/日,从未戒烟。

检查:T 36.3℃,P 84次/min,BP 110/70mmHg。两足深潮红色,发凉。皮肤干燥,汗毛脱落,趾甲干燥,增厚。左足2趾缺失。右足蹞趾端溃烂,趾骨外露,周围肿胀,两手颜色尚好,左手发凉。两侧足背动脉、左胫后动脉搏动消失,右胫后动脉、两侧腘动脉搏动减弱,股动脉搏动良好,两侧足动脉搏动消失,左桡动脉细弱,右桡动脉搏动良好。舌苔薄白,舌质红绛。

X线片:右蹞趾端骨破坏,形成蹞趾骨髓炎。

实验室检查:血沉、肝功能正常。IgG 1 540mg%,IgA 162mg%,IgM 106mg%,补体 C3 40%。

诊断:血栓闭塞性脉管炎三期 1 级。

治疗:此属湿热下注型,应清热利湿、活血化瘀,内服四妙勇安汤加味,兼服活血通脉片,通脉安治疗。当右足踇趾炎症消退后,于 6 月 29 日,在小量腰麻下施行踇趾切除缝合术,继续内服四妙勇安汤加味,使用抗生素,术后 11 日,创口拆线,一期愈合。

结语:病人先后左下肢、右下肢出现缺血症状之后,发作足掌、足背、小腿游走性血栓浅静脉炎。在 12 年的发病过程中,间断重复发作两下肢游走性血栓性浅静脉炎,随着两下肢缺血症状而加重,说明病情不稳定,逐渐发展加重。发病 4 年后,两上肢受累发病,最后右足趾、左足趾先后发生溃烂。

【病例 23】李某,男,39 岁,工人,四川人。1984 年 6 月 25 日入院。

主诉:两下肢反复发作痛性红斑结节 13 年多,两足发凉、疼痛,间歇性跛行半年多。

现病史:1971 年 5 月,病人左内踝部出现痛性红斑,左小腿、股内侧内痛性发红硬性索条状物(大隐静脉),约半个月后消退,但每年反复发作 4~6 次,灼热、疼痛。约 4~5 年后,右足背、小腿发作痛性红斑及硬性索条状物。至今两下肢仍发作痛性红斑及硬性索条状物。曾按"风湿性结节"治疗,无效。1983 年 12 月,病人才发现两足发凉、怕冷、疼痛,间歇性跛行,仅能走路 250m,两足变呈紫红色,出汗减少,趾甲生长缓慢。吸烟 10 多年,15 支 / 日,仍继续吸烟。

检查:T 37℃,P 72 次 /min,BP:110/70mmHg。两足紫红色,发凉,皮肤干燥,趾甲干燥、增厚,汗毛脱落。两下肢抬高试验(+),下垂颜色复原时间 30 秒。两足背动脉、左胫后动脉搏动消失,右胫后动脉搏动减弱,两腘动脉搏动减弱。两侧大隐静脉呈硬性索条状,不发红,无疼痛。舌质红绛,苔薄白。

实验室检查:血常规、血沉、肝功能、心电图均属正常范围。

诊断:血栓闭塞性脉管炎三期。

治疗:此属血瘀型,应活血化瘀,内服活血通脉饮,兼服通脉安治疗。并用硝矾洗药乘热浸湿两足,治疗足癣。

结语:病人首先发作两下肢游走性血栓性浅静脉炎达 13 年之久,误诊为"风湿性结节",治疗无效,未注意沿两下肢大隐静脉径路游走性反复发作的特点。近半年来,才出现两下肢缺血征象,两足呈紫红色,说明首先侵犯两下肢静脉,而后累及两下肢中、小动脉。

【病例 24】李某,男,19 岁,农民,山东省平阴人。1986 年 2 月 19 日入院。

主诉:口腔、阴部溃疡反复发作多年;两足发凉,疼痛,间歇性跛行 1 年多,左手指发黑坏疽 50 余日。

现病史:病于 1981 年春天,首先发生口腔黏膜溃疡,反复发作。于 2 年后,会阴、阴囊也发生溃疡,并反复发作。此后,口腔、阴部溃疡经常反复发作,至今未能控制。1984 年 4 月,病人两小腿出现结节性红斑,疼痛,伴有发热,经数月后消退,未再发作。1984 年 9 月,病人感到两足发凉,走路时小腿肚胀痛不适,间歇性跛行,仅能走 250m。同时发现小腿穴位注射处经常起小脓疱。病人于 1985 年因口腔、阴部溃疡在省人民医院住院,长期应用激素治疗,未见明显好转。1985 年 10 月,病人发现左上肢乏力,发凉、疼痛,劳动时手指呈苍白色。于今年 1 月初,左手指发凉、疼痛加重,第 1 至 4 指指端发黑坏疽,疼痛加重,印象是"无脉症"入院治疗。发病后,病人两眼视力好,无不适。无肺结核病史,也无关节红肿疼痛。

检查:T 37.4℃,P 84 次 /min,BP 右上肢 130/85mmHg,左上肢测不出。营养发育中等,神志清楚,淋巴结不肿大,脉弦涩。头、颈、胸部、心肺均未见异常,腹部无异常。颈部未听到血管杂音。左手、前臂肌肉萎缩,发凉,皮肤干燥,手指呈紫红色,1 至 4 指端发黑,呈干性坏疽。两足发凉,皮肤干燥,左小腿肌肉萎缩,呈苍白色。两下肢足背、胫后动脉搏动消失,腘动脉搏动减弱,左上肢尺、桡、肱动脉搏动消失,右上肢尺动脉搏动减弱。舌苔白,舌质红。

实验室检查:血、尿、便常规正常,糖蛋白 6.3mg%,胶乳试验(-),IgG 400mg%,IgA 150mg%,IgM 120mg%,补体 C3 94%;活性玫瑰花结 Ea 24%,稳定玫瑰花结 Es 19%,总玫瑰花结 ET 71%,淋巴细胞转化率 77%。血沉正常。胸透:心肺未见异常。心电图:窦性心动过速。

诊断:贝赫切特综合征,并发闭塞性动脉炎。

治疗:病人入院后,左小腿发作血栓性浅静脉炎,出现痛性红斑及索条状物,左手指端坏疽处有脓液,舌质红,苔黄。证属湿热蕴结,宜清热利湿、活血化瘀,内服四妙勇安汤加味、四虫片治疗,兼服泼尼松 5mg/d。但病人仍有低热(37~38℃),时重时轻。当停用泼尼松后,则体温升高,症状加重。同时右小腿出现结节性红斑。应用丹参注射液静脉滴注后,针孔处起小脓疱和发生血栓性浅静脉炎故停用。5 月 2 日查血沉 75mm/h,左小腿、足背部血栓性浅静脉炎出现大片状红肿疼痛,皮肤发黑坏死。舌苔黄,紫红。此为久病阴虚,湿热蕴结,宜养阴活血、清热利湿。内服:生地黄 60g,金银花、玄参、石斛、土茯苓、赤芍各 30g,知母、丹参、泽泻各 15g,黄芩 9g,黄柏、丹皮各 12g。配合内服紫雪散 1.5g,日服 3 次;知柏地黄丸 3g,日服 3 次。此后病情稳定,体温正常,左小腿、足背部皮肤坏死逐渐脱落,溃疡大部分愈合,左手第 1、2 指指端坏死脱落愈合,第 3、4 指坏死稳定。但四肢动脉搏动情况同入院所查,未恢复搏动。经治疗,病情好转,于 1986 年 8 月 13 日出院。

【病例25】侯某,男,31 岁,已婚,工人。1980 年 1 月 25 日入院。

主诉:两下肢发作痛性结节 10 余年,右足溃烂半年。

现病史:病人两下肢有血栓闭塞性脉管炎 10 余年,曾在本院治疗。1979 年 4 月,施行右足第 3 趾切除缝合术,出院后,能走路 1km,平常无自觉症状。1979 年 12 月 27 日,右足被人踩伤后,发凉、疼痛加重,右足前半部外侧变为青紫色,疼痛难忍,而入院治疗。患病后一直继续吸烟。

检查:T 38℃,P 86 次 /min,BP 左上肢 130/90mmHg,两下肢血压测不出。病人神志清楚,痛苦呻吟,抱足而坐。头、颈部和心肺均未见异常,腹部平坦、柔软,肝脾未触及,无压痛,腹主动脉未听到血管杂音。两足皮肤干燥,角化,趾甲增厚变形。右足、小腿发凉。右足前外侧呈青紫色,右跚趾内侧跖趾关节处有约 2.0cm×1.5cm 溃疡,右小趾后端有 2cm×1.5cm 溃烂面,分泌物少,肉芽不新鲜。右侧腘、足背、胫后动脉搏动消失,左侧腘动脉搏动减弱,两侧股动脉搏动良好,两侧尺动脉搏动消失,两侧桡、肱动脉搏动良好。

实验室检查:白细胞 $14.2 \times 10^9/L$,中性粒细胞比例 88%;胆固醇 175mg%,甘油三酯 49mg%,β-脂蛋白 360mg%;IgG 1 235mg%,IgA 211mg%,IgM 606mg%。

实验室检查:3 月 31 日创面脓培养为溶血性链球菌。

诊断:血栓闭塞性脉管炎三期 2 级(湿热型)。

治疗:入院后,给予清热利湿、活血化瘀法治疗,内服四妙勇安汤加味。用 5% 葡萄糖溶液 500ml 加白花丹参注射液 10ml 静脉滴注,日 1 次。但右足发黑坏疽逐渐扩展加重,发热 38.5~39℃,剧痛。从 2 月 2 日起,先后应用庆大霉素、卡那霉素、青霉素、链霉素等抗生素;至 2 月 16 日,右足前半部发黑坏疽,分界线不清楚;至 2 月 28 日,体温下降至 37~38℃,右足坏疽停止发展,足前半部发展呈干性坏疽,分界线逐渐清楚,继服四妙勇安汤加味和应用抗生素治疗。3 月 9 日,病人仅有低热(37.3℃),一般情况好转,右足坏疽稳定,分界线清楚,在分界线处之坏死组织有脱离松动,近端肉芽组织较新鲜,故停用抗生素。此后,用大黄油纱布、抗生素湿敷换药,并逐渐剪除活动坏死组织,局部红肿消退,疼痛明显减轻,夜间能入睡,饮食好转。4 月 2 日,在腰麻下,施行右足前半部坏死组织切除术,创面血运旺盛,渗血较多。术后继服四妙勇安汤加味,应用青霉素、链霉素肌内注射,维生素 B_1 100mg 右足三里穴位注射,此后创面逐渐好转,肉芽新鲜。4 月 15 日起转用益气养血法,内服顾步汤加减治疗。1980 年 5 月 9 日,在腰麻下施行右足残端创面邮票状植皮术(术前创面用抗生素来溶液湿敷 3 日),术后应用青霉素、链霉素肌内注射。第 3 日换药查看创口,所植皮片呈红润色,用卡那霉素湿敷创面,后每隔 2~3 日换药 1 次。至 5 月 17 日,创面较干净,所植皮片完全成活,继服顾步汤巩固疗效,此后经常观察创面皮片情况。6 月 4 日,应用 5% 葡萄糖溶液 500ml+ 维生素 C 2.0g 静脉滴注,日 1 次,连用 12 日。创面皮片愈合牢固,患肢血运改善,汗毛发育,足呈潮红色,但右下肢动脉搏动同入院所查。

【临床体会】

1. 中西医结合治疗,当坏疽局限稳定时,去除坏死组织、创面新鲜,分泌物很少时,又掌握时机及时施行创面植皮获得成功,促进足残端创面愈合,缩短疗程,保存了肢体。

2. 重视创口处理,及时换药,观察创面皮片成活情况,取得皮片全部成活。

3. 中西医结合治疗,辨证论治内服中药,可改善患肢血运障碍。

4. 在病人肢体严重坏疽感染情况下,应积极治疗,尽量保存肢体,避免截肢。

【按语】

血栓闭塞性脉管炎为动脉和静脉同时受累的全身性血管疾病,主要侵犯四肢中、小血管,特别是下肢血管。病理变化主要是非化脓性全层血管炎症,急性期为急性动脉炎及动脉周围炎、急性静脉炎及静脉周围炎。

认识这种病理变化,有利于掌握血栓闭塞性脉管炎同时发生游走性血栓性浅静脉炎的机制。临床工作中多重视侵犯肢体动脉,常常忽略肢体发生游走性血栓性浅静脉炎这个具有诊断意义的临床特征。目前,对血栓闭塞性脉管炎发生游走性血栓性浅静脉炎,尚未见到专题研究报道,但在有关文献中已有论述。尚老1969年报告221例血栓闭塞性脉管炎和1986年报告以活血化瘀法治疗144例血栓闭塞性脉管炎,其发生游走性血栓性浅静脉炎分别占31.6%和45.83%。顾亚夫两次总结血栓闭塞性脉管炎病人中,合并游走性血栓性浅静脉炎各占55.83%和58.33%。说明血栓闭塞性脉管炎发生游走性血栓性浅静脉炎比较常见,临床应引起注意。

本组血栓闭塞性脉管炎病人,全部为青壮年男性,而且大多数有长期吸烟嗜好。分析这些病例,发作游走性血栓性浅静脉炎有以下几种情况。

1. 以血栓性浅静脉炎为开端,首先侵犯肢体静脉,常间断反复发作数月、数年或十多年之后,才累及肢体动脉,出现肢体缺血征象。尚老报道的23例病人中,有13例(56.5%)在发生动脉病变之前,首先发作游走性血栓性浅静脉炎。顾亚夫报告的血栓闭塞性脉管炎病人中,有24例游走性血栓性浅静脉炎发生在动脉病变之前。Ratschow指出约有半数血栓闭塞性脉管炎病人以游走性血栓性浅静脉炎为开端,约有10%病人单纯表现为游走性血栓性浅静脉炎之病程。因此,如缺乏临床经验,就很容易误诊为一般的血栓性浅静脉炎、风湿性结节红斑等疾病。可以得出这样的经验:一个青壮年男性,有长期吸烟嗜好,在肢体反复发作血栓性浅静脉炎,持续多年而尚未累及肢体动脉者,也应考虑血栓闭塞性脉管炎的发生,并给予早期中西医结合治疗,以控制病情发展。

2. 血栓闭塞性脉管炎侵犯肢体动脉的早期,当出现肢体缺血征象后不久,即在患肢发作游走性血栓性浅静脉炎,可间断或持续发作几个月或数年后才停止发作。在发病的早期,肢体动脉和静脉同时受累发病。由于游走性血栓性浅静脉炎是血栓闭塞性脉管炎肢体缺血时的早期临床表现,因此临床上不容易误诊。

3. 血栓闭塞性脉管炎侵犯肢体动脉之后,在疾病演变过程中间,常发生游走性血栓性浅静脉炎,呈间歇性持续性反复发作,说明肢体动脉和静脉病变处于发展阶段,在病情稳定后也可有急性发作,并具有周期性发作的特点。可以认为,凡是反复发作游走性血栓性浅静脉炎,常是病情发展加重,应加以注意,并积极进行治疗。

4. 血栓闭塞性脉管炎侵犯肢体动脉之后,发生肢体血液循环障碍。在发病的后期,才累及肢体静脉,发作游走性血栓性浅静脉炎,说明病情并不稳定。

游走性血栓性浅静脉炎主要侵犯肢体中、小浅静脉,特别是下肢浅静脉,以小腿浅静脉和足背部浅静脉为最多见,发生于大腿和上肢者很少见。在肢体的浅静脉部位,皮肤上可见到发红的结节、红斑和硬性索条状物,灼热,疼痛;发生静脉周围炎时,常有大片皮肤炎症反应,并具有间歇性、游走性反复发作的特点,病人可有发热、全身不适等反应。当血栓性浅静脉炎症消退后,皮肤上可暂时遗留色素沉着,硬性索条状物也可暂时不消失。血栓性浅静脉炎可发生溃破、坏死,引起肢体坏疽,但较为罕见。

游走性血栓性浅静脉炎属于中医学的"脉痹""腘病"范围。《诸病源候论·腘病候》谓:"腘病者……入于肌肉筋脉,结聚所成也。其状赤脉起如编绳,急痛壮热……"。《外台秘要》谓"腘疾喜著四肢,其状赤脉起,如编绳,急痛壮热。其发于脚者……赤如编绳,谓之腘病也。"并提出外敷药膏(薄贴)等治疗。本病是由于湿热蕴结、瘀阻脉络所致,治疗宜清热利湿、活血通络,内服四妙勇安汤加味,并配合服用四虫片或活血通脉片治疗,颇有疗效。如同时应用解毒洗药或硝矾洗药熏洗热罨患处,或局部外敷大青膏、茅菇膏,则可促进炎症吸收消退,疗效更为显著。也可用马黄酊(马钱子、黄连各 30g,用 75% 乙醇 300ml 浸泡 3~5 日,密封备用)外涂患处,有显著的消炎止痛作用。

(八)肢体营养障碍

血栓闭塞性脉管炎常由于肢体慢性缺血引起不同程度的营养障碍改善。患肢皮肤干燥、脱屑、皲裂,出汗减少或完全停止出汗,趾背、足背及小腿汗毛脱落,趾甲生长缓慢,长期不用修剪,小腿肌肉萎缩变细。闭塞性动脉硬化一般肢体营养障碍不明显,在后期可发生营养障碍改变。大动脉炎肢体营养障碍不显著,肌肉萎缩也不常见。雷诺病一般无肢体营养障碍改变。

(九)溃疡和坏疽的部位、范围及性质

应注意了解引起溃疡和坏疽的诱因、时间,如寒冻、修甲、外伤、局部封闭药物和外贴腐蚀性膏药等。血栓闭塞性脉管炎的溃疡和坏疽常由趾端或趾甲旁开始(多首先发生在姆趾和小趾),缓慢向足后部发展,呈干性坏疽,多局限于足部,发生于小腿者极罕见。闭塞性动脉硬化坏疽由足趾部开始,发展较快,范围较广泛,可累及小腿、股部,甚至到髋部和会阴部,呈干性坏疽。糖尿病性坏疽发展迅速,可蔓延到足部和小腿,呈湿性坏疽。雷诺病仅在指(趾)端发生局限性浅表性皮肤小溃疡,扩展异常罕见。发生于小腿内踝部的溃疡,肢体又无缺血表现,应当考虑脊椎畸形、脊髓疾患可能。尚老临床上,曾见到 2 例成年男性为严重腰骶部脊椎裂,并发足趾慢性溃疡,在他处误诊为血栓闭塞性脉管炎,后经腰骶部 X 线检查明确诊断。

(十)其他情况

血栓闭塞性脉管炎一般无炎症性全身反应,只有在肢体严重坏疽继发感染或广泛的游走性血栓性浅静脉炎才出现全身发热反应。糖尿病性坏疽常有严重继发感染,出现高热、恶寒全身反应。如发病时足部或小腿红肿热痛,伴有寒战、高热,以后又反复发作,逐渐出现肢体不同程度粗肿者,应考虑复发性丹毒。

此外,对病人的生活习惯、吸烟嗜好、职业、工作环境、家族史,以及患病后的治疗情况如何等,均应注意详细询问。

二、体 格 检 查

(一)一般情况

应注意病人的发育营养、体质强弱、精神状态等。气血两虚者,病人面色憔悴,消瘦无力,为久病气血耗伤所致。热毒炽盛者,病人面色红赤、高热,出现意识模糊等精神症状,常为化热的炽盛阶段肢体严重坏疽继发感染所致。当肢体血液循环明显障碍或发生溃疡与坏疽时,病人因剧烈疼痛常抱足而坐,不能入睡。还应结合病史,重点注意有无其他特殊表现,也有助诊断。如疑有大动脉炎者,应注意颈部、腹部和背部有无血管性杂音;疑有闭塞性动脉硬化者,应注意上肢桡动脉、肱动脉和颞浅动脉有无弦硬和扭曲,如大动脉狭窄时,也可有血管性杂音。

1. 舌苔 舌质血运丰富,舌苔是由脾胃之气上潮所形成,当发生疾病的时候,可以引起舌质和舌苔的改变。观察舌质和舌苔的变化,可以了解病情的轻重、病程的发展和预后,以及指导临床辨证论治等,都具有较大的价值。尚老(1969 年)统计山东中医学院附属医院 221 例血栓闭塞性脉管炎病人之舌苔变化,舌质以淡红与红为多,共计 110 例,其次为红绛舌质 42 例;舌苔以薄白苔最多见,共计 174 例,其次为黄腻苔 29 例。以 2013 年 1 月至 2020 年 1 月期间北京中医药大学东方医院、北京中医药大学东直门医院、山西益康脉管炎医院三家诊疗中心(包含门诊和病房)统计:85 例血栓闭塞性脉管炎病人苔色占比排序,白苔(62.35%)> 黄苔(36.47%)> 灰黑苔(1.18%)。在血栓闭塞性脉管炎早期,可见薄白苔或无苔,舌质淡红;随着病情的发展,寒湿郁久化热的初期阶段,舌苔可由白而黄,舌质由红而绛;舌苔黄腻,为有湿热;如苔黄而干燥或甚则起芒刺,则为热盛津亏,当郁久化热的热毒炽盛阶段;肢体严重坏疽,继发感染、高热,可明显地看到舌苔由黄变黑,舌质绛或发紫,甚至干裂而起芒刺,则表示病情严重,热极耗伤津液。尚老临床上见到血栓闭塞性脉管炎病人肢体严重坏疽继发感染,在高热的过程中出现黑苔,主要是身体抵抗力较差,正气不足,热极伤津,表现正虚邪盛、虚实夹杂;当发热逐渐下降至正常,一般情况好转,舌苔由黑转黄,由黄变白转为正常,而疾病也逐渐恢复。

现将尚老临床上见到的 6 例血栓闭塞性脉管炎出现黑苔情况介绍如下。

【病例 1】王某,男性,44 岁,农民,山东省兖州人。因两下肢及右手发凉,疼痛 9 年,左足发黑坏疽、剧痛 5 个月,于 1972 年 9 月 26 日住院。病人自 1963 年起,发现两下肢和右手患血栓闭塞性脉管炎,曾住院治疗。近 2 个多月来,左足发黑坏疽扩展到踝关节,夜间剧痛,不能安睡,伴有全身发热。

体检:发育营养中等,神志清楚,呈慢性病容,体温 38.5℃。左足发黑呈干性坏疽,扩展到踝关节,有恶臭气味,小腿下端轻度红肿,肌肉萎缩,足背、胫后、腘动脉搏动消失,股动脉搏动良好。舌的中根部黑苔,两边黄腻苔,舌质淡红。

实验室检查:红细胞 2.60×10^{12}/L,血红蛋白 74.0g/L,白细胞 19.6×10^{9}/L,中性粒细胞比例 96%。脓液细菌培养:变形杆菌。

治疗经过:病人住院后诊断为血栓闭塞性脉管炎(三期 3 级),热毒炽盛型,以清热解毒、活血化瘀法,内服四妙活血汤治疗,并用抗生素控制感染。次日下午施行左膝下小腿截肢手术,以后体温逐渐下降,术后第 13 日伤口拆线一期愈合。至 10 月 14 日,体温已降至正常,黑苔退尽,舌根部黄腻苔。至 10 月 17 日,病人面色红润,身体见胖,胃纳好转,黄苔消退,转为薄白苔。后转益气养血、调和营卫法,内服顾步汤加减治疗。病人于 11 月 6 日出院。

【病例 2】李某,男性,47 岁,农民,山东省广饶县人。因右大腿残端溃烂 1 个多月,于 1972 年 10 月 8 日住院。病人于 1967 年因血栓闭塞性脉管炎右足溃烂感染,曾住院施行右膝下小腿截肢术。1970 年小腿残端外伤继发感染,又施行右股下 1/3 截肢术。该右股残端又因碰伤而继发感染,近 1 个多月来,残端溃烂发黑,剧痛,有臭气味,伴有全身发热。

体检:病人精神不振,痛苦表情,体温 37.3℃。右股残端广泛发黑坏疽,有脓性分泌物,周围明显红肿热痛,股动脉搏动消失。舌苔黄腻。

实验室检查:红细胞 3.64×10^{12}/L,血红蛋白 113.0g/L,白细胞 12.0×10^{9}/L,中性粒细胞比例 82%,血沉 50mm/h。脓液细菌培养:铜绿假单胞菌、白色葡萄球菌。

治疗经过:病人住院后诊断为血栓闭塞性脉管炎、右股残端坏疽,热毒炽盛型,以清热利湿、活血化瘀法,内服四妙勇安汤加味,并用庆大霉素、硫酸抗敌素(硫酸多黏菌素)、黏菌素等控制感染。至10月21日改服四妙活血汤,但均无效果,病人仍持续高热,体温高达39.7℃,残端剧痛难忍,胃纳不振,身体消瘦。至10月25日出现黑苔,舌质红绛,即施行右股高位截肢术,术后体温逐渐下降。至11月3日体温降至正常,身体情况逐渐好转;11月13日黑苔消失,转为黄苔,舌质红绛;至12月4日转为白腻苔,舌质红。病人于1973年1月26日出院。

【病例3】李某,男性,25岁,学生,山东省临邑人。因手足发凉、怕冷5个月,两足及右手指发黑坏疽1个多月,于1972年2月23日住院。病人自1971年10月发现两手足发凉、麻木、疼痛,服中药治疗好转。近1个多月病情发展迅速,两足及右手指发黑坏疽,剧痛。

体检:发育中等,慢性病容,消瘦,神志清楚,体温37.8℃。两手苍白色,右手第1、4指前段发黑坏疽,两足发黑坏疽扩展至足背部,脓液不多,两小腿肌肉萎缩。两侧腘、足背、胫后动脉搏动消失,股动脉搏动良好,两手尺动脉和右手桡动脉搏动消失,右侧肱动脉搏动减弱。黑苔遍布全舌,舌质红绛。

实验室检查:红细胞 3.62×10^{12}/L,血红蛋白 113.0g/L,白细胞 19.4×10^{9}/L,中性粒细胞比例 84%,血沉 116mm/h。脓液细菌培养:铜绿假单胞菌。

治疗经过:病人住院后诊断为血栓闭塞性脉管炎(三期3级),热毒炽盛型,正虚邪盛,以清热解毒、活血通脉、补气养阴法治疗,并用庆大霉素、四环素和扩张血管药物等治疗。病情不见好转逐渐恶化,右足发黑坏疽蔓延至小腿下端,左足坏疽蔓延至踝关节,病人持续发热,体温高达39.6℃,有时意识模糊,舌面始终黑苔,乃分别于3月

17日、4月20日施行右膝下、左膝下小腿截肢术,曾输血600ml。术后体温逐渐下降,一般情况好转,至5月5日体温降至正常,5月11日黑苔消退,舌质红。病人休养至1973年1月6日出院。

【病例4】邢某,男性,23岁,农民,山东省长清县人。因右足发凉、怕冷2年,足趾溃烂2个月,于1972年8月28日住院。病人自1970年发现右足发凉、怕冷,遇寒冷足变为苍白色。2个月前右足蹬趾起一小疱,自行挑破后感染,逐渐蹬趾及第2趾发黑坏疽,有恶臭气味,剧痛。

体检:发育中等,消瘦,痛苦表情,神志清楚,体温38.2℃。右足蹬趾及第2趾发黑坏疽,趾根周围有腐烂坏死组织,足背至小腿下端明显发红肿胀,足背、胫后动脉搏动消失,腘动脉搏动减弱。舌苔黄薄,舌质红绛。

实验室检查:红细胞3.40×10^{12}/L,血红蛋白113.0g/L,白细胞10.5×10^9/L,中性粒细胞比例69%,血沉110mm/h。脓液细菌培养:产碱杆菌、溶血性金黄色葡萄球菌、铜绿假单胞菌、副大肠杆菌。

治疗经过:病人入院后诊断为血栓闭塞性脉管炎(三期2级),热毒炽盛型,以清热利湿、活血化瘀法,内服四妙勇安汤加味,并用庆大霉素、卡那霉素、四环素等治疗。9月15日体温降低,右足坏疽局限,脓液较多,出现黑苔,舌质红绛。9月19日施行坏疽足趾切除术,以后体温逐渐下降,疼痛减轻,夜间能入睡,全身情况好转。至9月29日,舌面前半部黑苔消退,而转为黄腻苔,仅舌根部有黑苔,舌质淡绛。10月11日,体温已降至正常,右足创面缩小,肉芽新鲜,脓液很少,黑苔全部消退,舌根部转为黄腻苔,舌质绛。至10月30日黄苔退尽,转为薄白苔,舌质淡红,右足创面逐渐愈合。病人于1973年1月29日出院。

【病例5】艾某,男性,35岁,职工,山东省济阳县人。因右足发凉、怕冷,间歇性跛行5年多,足部溃烂2个多月,于1975年5月24日住院。病人自1970年5月发现右足发凉、怕冷,间歇性跛行,曾服中药治疗。近2个多月来,右足第4、5趾发黑溃烂肿胀,近1个多月来,病人持续发热,胃纳呆,曾用抗生素治疗无显著效果。

体检:发育中等,慢性病容,面色萎黄,神志清楚,体温38.2℃,右足外侧广泛溃烂坏疽,脓液及坏死组织较多,有臭气味,足背肿胀,小腿肌肉萎缩。右足背动脉搏动消失,胫后、腘动脉微细,股动脉搏动良好。舌苔黄厚腻,舌质红。

实验室检查:红细胞3.00×10^{12}/L,血红蛋白83.0g/L,白细胞15.4×10^{9}/L。中性粒细胞比例90%,血沉108mm/h,尿糖(−)。脓液细菌培养:白色葡萄球菌。

治疗经过:病人住院后诊断为血栓闭塞性脉管炎(三期3级),热毒炽盛型,正虚邪盛,以清热解毒、益气养阴活血法治疗,并用卡那霉素、庆大霉素、四环素等治疗,无明显效果。病人持续发热,体温在38~39℃之间,身体消瘦,至6月14日上午舌苔由黄厚腻变为黑苔。6月20日施行右膝下小腿截肢术,以后高热下降,一般情况好转,胃纳改善,6月25日黑苔消退,转为黄腻苔。至7月1日,体温降至正常,舌苔转为白厚腻,舌质红,后转益气养血、调和营卫法,内服顾步汤加减治疗,7月4日小腿残端伤口拆线愈合良好。病人于7月10日出院。

【病例6】闫某,男性,职工,山东省益都县人。因右足发凉、疼痛、间歇性跛行7年,足第2趾发黑溃烂半个月余,于1975年6月17日住院。病人于1968年患血栓闭塞性脉管炎后,曾施行腰交感神经节切除并肾上腺次全切除,但右下肢仍发凉、疼痛。近半个月,右足趾变为紫红色,第2趾端发黑坏疽,疼痛加重。

体检:发育营养中等,神志清楚,体温36.7℃。右足趾紫红色,第2趾发黑坏疽,足背皮肤有紫红斑,小腿肌肉轻度萎缩。右足背、胫后动脉搏动消失,腘动脉搏动减弱,股动脉搏动良好。舌苔黄腻,舌质红。

实验室检查:血、尿常规均正常,血沉57mm/h。

治疗经过:病人住院后诊断为血栓闭塞性脉管炎(三期1级),湿热下注型,以清热利湿、活血化瘀法,内服四妙勇安汤加味治疗。但右足趾坏疽逐渐发展,低热,疼痛加重,至7月2日出现黑苔(为黄腻苔表面覆盖一层黑苔)。7月4日右足第2趾全部发黑坏疽,第3趾呈淡青色根部糜烂,舌苔变为全黑苔,舌质红;病人持续低热,胃纳呆,右足第2、3趾坏疽,足背部出现皮肤坏死区(三期2级),舌面全黑苔持续不退。病人于 1975 年 7 月 13 日自动出院时舌面仍为全黑苔。

黑苔在临床上比较少见,一般在疾病发展到相当程度、病情比较严重时才出现黑苔。《辨舌指南》记载"凡舌苔见黑色,病必不轻""均属里证,无表证也"。一般说见到黑苔病情多危重,已发展为热极或寒极的地步,此时舌质也多有变化,多数为"邪热传营,舌色必绛"。沈际皋(1961 年)报道,黑苔出现在病情轻型为 0.89%,在重型为 2.25%,体温正常时为 0.75%,体温在 41℃以上增为 2.2%,随着病程的延长而黑苔增多。陈泽霖等(1965 年)总结 30 例黑苔病人,以化脓性炎症感染为最多,约占半数,认为黑苔之形成,与高热、脱水、炎症感染、细菌毒素刺激、肾亏、胃肠功能紊乱、霉菌感染等有关。

尚老见到 6 例血栓闭塞性脉管炎出现黑苔的病人,有 5 例为气滞血瘀、寒湿郁久化热的热毒炽盛阶段(热毒炽盛型),肢体严重坏疽继发感染,病情均比较严重,溃烂坏疽时间在 1 个多月至 5 个月,持续发热时间为 1 个多月至 2 个多月。1 例为郁久化热的初期阶段(湿热下注型),足趾局限性坏疽 1 个多月,有低热。病例 2、病例 4 和病例 5 均在发热过程中出现黑苔,可明显地看到病人的舌苔由黄转黑的变化过程。病例 1 舌的边尖部是黄腻苔,舌中根部为黑苔,是处于黄苔转为全黑苔的演变过程中,说明体内蕴有湿热尤盛。病例 6 为足部坏疽逐渐发展过程中出现黑苔,初起为黄腻苔表面覆盖一层黑苔,随着足部坏疽感染加重,舌苔也变为全黑苔。可见黑苔之形成,与炎症感染及发热有密切关系。此 6 例黑苔,以中医辨证分析,均属里证热证,病例 3、病例 5 为正虚邪盛、虚实夹杂。由于病人的病情严重,高热、剧痛,多伴有胃纳减退,不思饮食,使身体逐渐消耗,因此都有不同程度的热极耗伤津液的表现。虽经大剂量清热解毒、养阴活血之剂和应用抗生素等治疗,均未能控制坏疽感染及发热,黑苔持续不退,当病例 1、2、3、5 施行截肢手术和病例 4 施行坏死组织切除术以后,体温逐渐降至正常,一般情况好转,胃纳改善,可看到舌苔由黑转黄,由黄变白转为正常,而疾病也恢复。《察舌辨证新法》说:"舌上黑苔,有由白而黄,由黄而黑。"《临证验舌法》说:"由白而黄,由黄而焦,而枯黑燥裂。"《辨舌指南》记载:"由白而黄,由黄而黑者,病日进……由黑而黄,由黄而白者,病日退。"可见舌苔变化的基本规律为:白⇌黄⇌黑。临床上根据舌苔、舌质的颜色变化,对推测病情的轻重、病程的发展和预后,以及指导临床辨证论治等,均有较大的诊断价值。

现代医学认为舌苔主要是由丝状乳头之变化及其表面上皮细胞角化或不全角化所组成。丝状乳头等可随疾病的转归而起变化。黑苔的形成,主要是丝状乳头增殖、高大,在其周围可见大量棕黑色颗粒附着,这种颗粒与黑苔形成有直接关系。一般在人字沟附近黑色较深,越近舌的边尖部则黑色渐浅,发黑的丝状乳头其根部黑色较浅,越至顶部则黑色越深。由于热邪传里化火,高热与脱水,热极耗阴,进一步促使增殖的丝状乳头焦化而呈黑色。

2. 脉象　人体血脉的运行和气血脏腑有密切关系。因此通过脉诊可知人体气血脏腑的盛衰,再结合临床表现可辨别疾病的表、里、寒、热、虚、实。血栓闭塞性脉管炎的脉象以沉细涩多见,其次为弦缓、细缓、弦数脉象。迟脉为寒,是阳气不足,血行迟缓。数脉为热,数而有力为实热,数而无力为虚热,数而洪大为高热。沉脉为里;涩脉为气滞血瘀或血亏津伤;沉细为气血两虚、肾虚;沉涩为气血瘀滞、气虚血亏;沉迟为里寒,寒凝血瘀,气血运行不畅;缓而细和缓而弱,为久病虚弱,气血不足。早期血栓闭塞性脉管炎可呈弦、缓、涩脉象。如病变侵犯上肢时,其脉象可呈沉、细、迟、涩、微之象。久病身体虚弱,气血两虚者,其脉可呈沉细、沉涩、沉迟之象。患病后期肢体坏疽继发感染,高热,热毒炽盛者,可呈数而洪大脉象;久病津液亏损,阴虚发热者,其脉细数而无力。晚期脉管炎,肢体呈进行性广泛坏疽,身体衰弱,其脉沉细微;或脉反见洪大者,说明病情多危重。

诊脉的部位,一般常用的是寸口部位(腕部桡动脉搏动处)。诊脉时,还应注意桡动脉解剖部位异常,如在寸口部位摸不到脉搏,应考虑在腕背部是否有"反关脉"或"斜飞脉"。但上肢无脉时,还应想到大动脉炎的可能。此外,血栓闭塞性脉管炎桡动脉发生闭塞搏动消失后,由于动脉侧支循环的建立,在前臂腕背侧出现明显的动脉搏动,而形成"反关脉"表现,这是一个好的征象。

3. 血压　注意测量上肢和下肢血压。测量下肢血压时,让病人俯卧,以血压带缚绕于大腿,将听诊器放在腘窝部进行测量。肢体血压测不出者,对临床诊断有重要价值。在闭塞性动脉硬化下肢动脉闭塞时血压测不出,或常有血压增高;血栓闭塞性脉管炎侵犯上肢和下肢时,则患肢血压测不出;大动脉炎可有上肢血压测不出,或为上肢高血压和下肢低血压。

4. 体温 一般周围血管疾病体温多正常,当肢体坏疽继发感染和血栓性静脉炎湿热偏盛者,可有发热;严重肢体坏疽继发感染,热毒炽盛者,出现高热。大动脉炎多有低热或午后潮热。

5. 心肺 应常规检查并结合病史注意心肺有无病变。如闭塞性动脉硬化是否有冠心病;动脉栓塞者,栓子可能来自心脏的病变,如风湿性心脏病二尖瓣狭窄、心房纤颤等;大动脉炎是否有心脏增大、心肌损害等。可能时进行必要的特殊检查以明确诊断。

6. 腹部 除一般检查外,应注意腹部有无血管性杂音及肿块,尤其是下腹部肿瘤压迫可能引起下肢动脉闭塞或下肢静脉回流障碍。

7. 眼底 一般血栓闭塞性脉管炎病人眼底正常。在可疑闭塞性动脉硬化、大动脉炎等疾病时,应作眼底检查,这些疾病眼底血管表现的特征对诊断和鉴别诊断颇有价值。

(二)肢体检查

对周围血管疾病进行肢体检查特别重要,往往具有诊断意义,因此检查时要认真仔细,正确反映肢体的客观体征。

1. 皮肤情况 注意皮肤及皮下组织的改变。

(1)皮肤颜色及温度:观察皮肤颜色及温度,可以估计肢体血液循环状况。血栓闭塞性脉管炎早期皮肤颜色尚好,或呈轻度潮红色,随着病情发展,可呈苍白色(为寒盛)、紫红色、青紫色(为血瘀),接近坏疽时皮肤呈黑青色。当发生血管痉挛时,患肢可突然剧烈疼痛,出冷汗,皮肤冰冷,呈苍白色。肢体皮肤发凉,则为明显血液循环障碍,血流量减少,由肢体动脉器质性闭塞所致,而同时动脉侧支循环建立又不良。如大动脉炎侵犯上肢,发生腋动脉闭塞时,则上肢明显发凉,手呈苍白色或淡青色。在夏季时,如肢体持久性发凉和颜色改变,表示动脉有器质性闭塞。一般可利用手背或手指粗略测定皮肤温度,应在两侧肢体相对称的部位及肢体的远端、近端对比检查,便于发现肢体皮肤温度的差别,也可应用皮肤温度计测定。

肢体发病部位如下(表4):

表4　387 例血栓闭塞性脉管炎病人的发病部位

	双下肢	右下肢	左下肢	单侧下肢兼单侧上肢	两下肢兼单侧上肢	两上肢兼单侧下肢	四肢	单侧上肢	双上肢	总计
例数	197	46	45	13	36	1	44	3	2	387
占比(%)	50.90	11.89	11.63	3.36	9.30	0.26	11.37	0.78	0.52	100.0

(2)营养情况:当肢体动脉闭塞后,由于肢体长期供血不足,常可见到皮肤营养障碍改变。如血栓闭塞性脉管炎,肢体皮肤干燥、光薄,弹性消失,脱屑或广泛性脱皮,冬季皮肤容易皲裂,趾(指)端干燥、厚硬,甚至出现瘀点和瘀斑(血瘀重)。皮肤瘀斑发展加重,可形成皮肤坏死或溃疡。皮下组织被吸收而变薄,出现手足皱缩现象。因肢体慢性缺血,出现皮肤萎缩,而影响汗腺的分泌,患肢出汗减少,或完全停止出汗。

2. 趾(指)甲情况　趾甲和指甲的一般情况及生长速度能反映肢体的血流情况。血栓闭塞性脉管炎动脉闭塞后,由于肢体血流不足,趾(指)甲生长缓慢,长期不修剪,干厚、脆薄而无光泽,甚至趾(指)甲变形、平塌、凹陷、脊状或嵌甲样生长。经过治疗,肢体血液循环改善后,新甲渐渐长出,这些情况也逐渐改善或消失。

3. 汗毛的生长情况　肢体血运障碍时,趾背、足背和小腿汗毛脱落稀疏,或完全停止生长;经过治疗,肢体血运改善后,汗毛可以重新再生长。因此,当看到趾背有汗毛存在,说明肢体血运基本尚好,趾部创口一般多有愈合希望。

4. 肌肉情况　当肢体动脉闭塞后,患肢肌肉有不同程度的萎缩。血栓闭塞性脉管炎的早期肢体肌肉无明显变化,但到后期,由于肢体血运障碍加重和患病后活动减少,多有不同程度的下肢肌肉萎缩,而最常见的是小腿肌肉萎缩。尚老的经验和体会是,小腿肌肉萎缩的程度可以直接影响下肢血液循环的改善。足部的血液供应,依赖小腿后方的主要血管和肌肉内丰富的血管网来满足。小腿肌肉极度萎缩时,则足部血流供应受到很大限制,如并发足部严重坏疽继发感染,同时病人又身体虚弱(气血两虚),则可认为肢体血液循环不易改善,很难使足部坏疽感染控制或痊愈,一般均需施行截肢手术。

5. 溃疡和坏疽 肢体动脉闭塞或栓塞后,因肢体严重血运障碍(如血栓闭塞性脉管炎、闭塞性动脉硬化、动脉栓塞等),常发生溃疡或坏疽。血栓闭塞性脉管炎后期,发生的溃疡和坏疽可同时存在,多首先发生于足大趾及小趾,常由趾端、趾甲旁或趾缝间开始,然后逐渐向足后部发展,可累及其余足趾,甚至扩展到足背部、踝关节,但是多局限于足部,累及小腿者极罕见。发生于手指者很少见。大多数是干性坏疽,以后继发感染变成湿性坏疽者并不少见。应注意溃疡和坏疽的部位、范围、深浅,创面的肉芽和脓液情况,有无坏死组织,坏疽界线是否清楚。如创口"脓"液黏稠,肉芽新鲜,上皮生长愈合快,为气血充实;"脓"液清稀,肉芽淡红或灰暗,上皮不长,久不收口愈合,为气血俱虚。创口"脓"稠,局部红肿热痛,而病人身体强壮,高热者,是热毒炽盛,属实热证。创口"脓"稀,臭败,局部微红不肿,或广泛干性坏疽,而病人身体消瘦,困倦无力高热者,为正虚邪实。

6. 肿胀 下肢静脉曲张、下肢深静脉血栓形成,常有肢体肿胀和粗肿。血栓闭塞性脉管炎病人,通常下肢不出现肿胀,但当肢体溃烂后,由于患肢疼痛,病人常将肢体置于床沿下垂,或长久抱足而坐,使静脉回流受阻,充血瘀滞,借助改善患肢血运障碍,以缓解疼痛,此时患肢可出现肿胀。此外,肢体坏疽继发感染,以及淋巴系统受累,使淋巴回流受阻,均可使肢体发生肿胀。如单纯肢体肿胀,为湿盛;肿胀而轻度发红,有轻度炎症表现者,为湿盛于热;肿胀而发红、灼热,有明显炎症表现者,为湿热壅盛。

7. 游走性血栓性浅静脉炎 血栓闭塞性脉管炎,可在足部和小腿反复发作游走性血栓性浅静脉炎,发生于大腿和上肢者很少见。皮肤上可见到发红的硬结、斑块及索条状物,灼热、压痛(湿热下注,瘀血留滞脉络),当血栓性浅静脉炎消退后,皮肤上可暂时遗留色素沉着。检查时,发现大隐静脉呈索条状发硬并不少见。但因血栓性浅静脉炎溃破,坏死引起肢体坏疽者却很罕见。尚老于 1966 年曾见到 1 例血栓闭塞性脉管炎病人,右足及小腿广泛性血栓性浅静脉炎未能控制,反复发作发红疼痛的硬性索条状物,且逐渐紫红、干黑连成片状,发生严重肢体坏疽继发感染,最后施行截肢手术。因病例罕见故记忆犹新。尚老 1991 年又见到 1 例血栓闭塞性脉管炎并发小腿血栓性浅静脉炎发生严重坏死感染,最后施行股部截肢手术。可见控制游走性血栓性浅静脉炎并不那么容易,应当十分重视。

8. 动脉炎　当病情在进行性发展阶段,即血栓闭塞性脉管炎处于急性血管炎变期,有时在桡动脉、尺动脉和足背动脉等部位发生动脉炎及动脉周围炎,出现索条状红肿疼痛病变,当炎症消退后,由于动脉发生闭塞而搏动消失,动脉呈硬性索条状物。

9. 缺血性神经炎　局部缺血性神经炎常见于血栓闭塞性脉管炎肢体严重缺血而发生营养障碍改变的病人,而使周围神经处于缺氧状态所致。肢体常有触电样、针刺样剧痛,向肢体远端放射,并伴有发痒、麻木、蚁走感和烧灼感等感觉异常,在足部和小腿可见大小不等的麻木区,皮肤感觉迟钝,或感觉、痛觉完全丧失。病人处于休息状态时发生的趾和足部的静止(休息)痛,夜间疼痛加剧,是由于局部缺血性神经炎所致。

10. 动脉搏动情况　对患血栓闭塞性脉管炎、闭塞性动脉硬化、大动脉炎和雷诺病等周围血管疾病的病人,用手扪触四肢动脉搏动情况,是肢体检查的重要步骤,以确定动脉有无闭塞,可以比较准确地判定动脉阻塞的程度、范围与平面。因此,四肢动脉搏动的检查方法有予以说明的必要。

检查时,病人应采取舒适位置,冬季里应注意肢体保暖。应当指出:虽然有些病人自述仅某一个肢体患病,但在进行四肢动脉搏动检查时,却往往发现其他肢体也有患病。因此,四肢动脉搏动情况必须进行全面检查,不应忽视和遗漏,同时注意比较两侧肢体相对称部位的动脉搏动情况。动脉搏动可分为:正常(++),减弱(+),消失(−),可疑(±)。

检查时还要注意,不要将检查者手指的动脉搏动误作为病人动脉的搏动。尚老的经验是,病人肢体动脉搏动微弱或不易扪出时,应施以不同程度的压力——浮取(轻按皮肤)、中取(稍微用压力)、沉取(压力较重些),这样反复多次进行扪诊来确定动脉搏动的有无。如动脉搏动微细时,用手指重压扪诊,反而使动脉搏动消失,得出不正确的检查结果。可见动脉扪诊时施以不同程度的压力的重要性。当然还可见到有些病人的动脉搏动扪不出,而肢体用热水浸洗或活动后,由于未完全闭塞的血管扩张,就可扪到比较细弱的动脉搏动。

四肢主要动脉为:

足背动脉(趺阳脉):位于踝关节前方足背部(足大趾与第二足趾之间的后方),位置较浅,可清楚摸到搏动。

胫后动脉(太溪脉):位于内踝后方与跟腱之间。

腘动脉:位于腘窝中央深部,约为委中穴处,使病人膝部屈曲便于扪诊。

股动脉:位于腹股沟韧带中点之下方,位置较浅,很易摸到搏动。

桡动脉(寸口脉):位于腕后之外侧,桡骨茎突的内侧,即普通常用的诊脉部位。

尺动脉:位于腕后之内侧,尺侧腕屈肌的外侧。与桡动脉相同进行扪诊。

肱动脉:位于上臂下段之内侧,在肱二头肌腱内侧方,位置较浅,可向肱骨扪压,容易摸得搏动。有时向上至腋窝扪诊,可摸到腋动脉的搏动。

在进行以上四肢动脉扪诊时,应注意肢体侧支循环动脉的建立,如在踝部、膝部和腕部等处有无侧支循环动脉搏动存在。还必须考虑到足背动脉的解剖异常:约有8%~13%的正常人足背动脉缺失而扪不出。中国医学科学院普查了1 570名正常人,足背动脉搏动不能触及者占6.49%,在不同地域统计足背动脉搏动未触及范围为5%~11%,有5/6为单侧性足背动脉搏动消失。因此,如无肢体动脉血液循环障碍的征象,不能以足背动脉搏动消失作为诊断血栓闭塞性脉管炎的依据。上肢无脉症,是大动脉炎的临床表现。而血栓闭塞性脉管炎、闭塞性动脉硬化等疾病侵犯上肢时,也可出现无脉症,同时还有其他肢体缺血表现,不能单纯诊断为"无脉症"。

11. 肢体抬高试验　这是根据肢体不同位置时足部皮色的不同变化,来判定有无动脉供血不足及其缺血程度。让病人平卧,正常时足趾皮色呈浅红色,如果皮色苍白、发绀或潮红,这说明肢体循环有异常变化。病人平卧位,将肢体平放时,肢体呈苍白、潮红或发绀,局限于一侧肢体或一个以上的趾(指),接着将两下肢抬高(大于45°角)3~5分钟,并可作两足伸屈运动,足部出现苍白色,发凉加重;然后病人坐起,肢体下垂时,足部颜色复原时间延长至30~60秒(正常在10秒以内),均证明肢体动脉血液循环障碍,有血流减少的存在。如肢体下垂时立刻出现紫红色,则表示浅层血管张力减低或丧失,而造成血液淤积。

12. 乳头下层静脉丛的充盈时间　用手指压迫患肢趾端皮肤数秒,使局部乳头下层静脉丛内的血液流向周围或深层组织,使皮肤变成苍白色斑痕。正常情况下,停止压迫,经1~2秒后,即可恢复原状;如充盈时间超过4~5秒,即表示动脉有器质性改变。

临床上绝大多数的周围血管疾病靠病史询问和体格检查就可以确定诊断。对于疑难病例,必要时进行一些辅助检查以帮助诊断和鉴别诊断。如病史询问所得资料与体格检查结果不符合,或有可疑之处,应再重点追问病史和再做体格检查,有时反复数次,直到调查清楚,能得出初步诊断。一时难以得出正确结论者,应继续观察病情发展,以求得出正确的诊断。

三、辅 助 检 查

询问病史和体格检查之后,如认为必要和设备可能时,可做一些辅助检查来帮助诊断。但必须结合临床所得资料进行分析比较才有价值。对于某些病人,即使辅助检查全部做完,也未必能得出明确的诊断。

(一)实验室检查

在急性血管炎症和肢体坏疽感染时,常有白细胞计数和中性粒细胞增加;久病身体虚弱,继发贫血者,可有血红蛋白、红细胞下降。血栓闭塞性脉管炎病人肢体溃烂时,可有红细胞沉降率加速;当病情好转或肢体溃烂稳定,创口逐渐愈合时,则红细胞沉降率逐渐恢复正常。肢体溃烂有创口时,应作脓液细菌培养和药敏试验,便于选用有效抗生素。闭塞性动脉硬化时,检查血清胆固醇、β-脂蛋白、甘油三酯,可有明显增高。大动脉炎,可有红细胞沉降率加快,血清蛋白电泳有异常,如γ球蛋白及$α_2$球蛋白增高,白蛋白下降,C反应蛋白阳性。此外,根据病情,还可作尿常规,肝、肾功能等检查。

(二)X线检查

肢体X线片,在血栓闭塞性脉管炎,可见骨质普遍疏松;如足部有坏疽或溃疡时,可发现骨髓炎、骨破坏。在闭塞性动脉硬化,肢体动脉可有不规则串珠状钙化斑点,同时胸部X线片可见主动脉弓凸出及其动脉壁有条状钙化阴影。大动脉炎胸部X线片,常见主动脉弓和弓降部凸出扩张,降主动脉内常伴有搏动减弱或消失,心脏增大,多以左室为主。

动脉造影:血栓闭塞性脉管炎为肢体中、小动脉呈节段性狭窄和闭塞,闭塞远端的动脉可通过丰富的侧支血管再显影。未闭塞的动脉正常,边缘光滑,无扭曲现象;闭塞性动脉硬化显示肢体大、中动脉有虫蚀样缺损、狭窄或阻塞,侧支血管较少,血管扭曲呈波浪形,大动脉炎常见降主动脉、腹主动脉或头臂动脉广泛性缩窄和阻塞,但程度不同。

(三)其他检查

如肢体血流图、肢体微循环检查、超声血管检测、光电肢体容积检查、心电图和心功能等检查。

临床最常用的是血栓闭塞性脉管炎的彩色多普勒超声检查,血栓闭塞性脉管炎是一种慢性、非粥样硬化性、节段性、炎性、闭塞性的血管疾病,主要侵及四肢中、小动脉及其伴行静脉。彩色多普勒超声,是利用超声的声波特性及多普勒效应,通过计算机伪彩编码加以显示的检查技术,相较于其他检查方式,彩超不仅可以提供血管形态学和血流动力学信息,还可以动态监测血栓等的变化,又因其简便、无创、安全、可重复性高、可动态观察等优点,目前已经被各大血管中心推荐为的首要检测手段。

1. 仪器的选择与技术 血管超声不同于一般的软组织及脏器

超声检测,它需要清晰地显示血管形态、管腔内容及血流信息,对超声诊断仪器及操作人员提出了更高的要求。血管超声诊疗工作需要超声诊断仪同时配备中高频线阵探头和低频凸阵探头,具有良好的组织分辨能力和准确的血流显示能力,集 B 型灰阶超声(B-mode ultrasonography,B-US)、彩色多普勒血流成像(color doppler flow imaging,CDFI)、脉冲多普勒(pulsed wave doppler,PW)、能量多普勒(color doppler energy,CDE)等技术于一体,甚至应用超声造影剂、复合成像技术及谐波成像技术等提高血流成像的质量。血管超声的基本原理是通过 B 型灰阶超声显示血管壁、管腔及周围组织解剖结构,将血流的彩色信号叠加在 B 超显像图上实现彩色多普勒血流成像。彩色多普勒超声诊断仪通过运用自相关技术做信号处理,运用目标滤波器(motion target indication filter,MTI)滤掉非血流运动产生的回声信号,彩色增强功能使彩色信号的亮度随血流速度增快而增强,以获得稳定又容易辨识的彩色血流信号。

2. 超声检查步骤及操作要点　首先要根据不同检测部位选择不同频率的探头以获得最优显示效果,一般建议应用中高频线阵探头(5~10MHz)检查四肢动、静脉,低频凸阵探头(2~6MHz)用于髂动、静脉等腹部静脉及肥胖病人的下肢动、静脉检查。其次要有合适的体位,四肢动静脉一般采用平卧位,头部略抬高 20°,膝关节轻度屈曲外展,髋关节轻度外旋;上肢检查尽量选择去枕平卧位,颈部充分放松以便于检查无名动、静脉,锁骨下动、静脉等。检查过程中可以先纵切显示血管全貌,再结合横切面综合判断,灰阶超声显示管壁形态及管腔内有无血栓及内中膜厚度等,叠加彩色血流成像观察管腔内血流信息,通过脉冲多普勒描述血流的频谱信息。检测过程中测量血管内径、流速及阻力指数等相关信息。对于受累血管的描述应该包括发病部位,病变范围,管壁的结构,管腔内有无血栓及血栓的性质,管腔内血流信息及周边侧支血流情况。

3. 血栓闭塞性脉管炎的彩色多普勒超声诊断

(1)血栓闭塞性脉管炎病理分期:

1)急性期:可以观察到中小动静脉出现广泛的血管炎。富含炎性细胞的动脉血栓,伴核破裂的多形核白细胞;血栓周围出现微脓肿,单个或者多个多核巨细胞浸润;累及血管全层的明显炎症;血管内膜增厚,以及整个神经血管束中性粒细胞浸润。

2)亚急性期:闭塞性血栓逐渐机化,伴有部分血管再通和微脓肿消失,免疫球蛋白及补体沿着弹力层以线性方式沉积是其特征性表现。

3)慢性期:伴有血管再通的血栓机化,显著的毛细血管生成及血管周围纤维化。TAO 病人在动脉和浅、深静脉可能存在以栅栏状上皮样细胞和巨噬细胞组成的肉芽肿,它不存在于血栓中,而存在于血管肌层。与动脉粥样硬化或者其他类型的系统性血管炎相比,无论哪个病理阶段,TAO 病人的血管弹力层和血管壁的结构均保存完好。

(2)不同阶段血栓闭塞性脉管炎超声表现特点:

1)血管炎性改变期。灰阶超声显示:受累血管壁增厚明显,以血管内膜增厚为主,内膜回声减低,呈细锯齿样或虫蚀样改变,局部内膜中断,管腔内局部可见内膜上有部分实性回声附着。彩色多普勒血流成像显示:血流信号呈实性回声附着处充盈缺损。脉冲多普勒示:血管内流速无明显改变,频谱形态可表现为正常三相波形,或仅有收缩期流速较正常稍有减低。

2)血栓形成期。灰阶超声显示:受累血管早期表现为节段性增宽,搏动减弱或消失,血管腔内充满实性低回声,病变血管与未病变血管界限清晰,呈节段性发病。彩色多普勒血流成像显示:无法探及血流信号,周围不能探及代偿性侧支血流信号。脉冲多普勒示:频谱消失,此为血管性闭塞性脉管炎的典型特征。

3)血栓迁延期。灰阶超声显示:随着病变的发展,血栓新生及机化再通相交替发生,此时受累血管开始恢复正常或变细,管壁回声减低或增强。彩色多普勒血流成像显示:病变血管腔内可探及部分血流信号显示,呈不规则充盈缺损改变,呈现典型的"螺旋状"或"串珠样"血流信号,病变血管周围可探及走行紊乱的细小代偿侧支动脉,受累段血管壁上可探及细小的侧支动脉进入。脉冲多普勒示:受累段远段血管腔内血流速度明显减低,频谱根据病变范围及程度的不同形态多样,频谱可增宽,呈单相,频窗充填等。

4. 鉴别诊断

（1）动脉硬化闭塞症：初期仅表现为内中膜局限性增厚、粗糙，局部可见强回声斑点，进一步加重可表现为正常管壁形态消失、僵硬，回声增强，内中膜不规则增厚，可见大小不等、形态各异、回声不等的斑块，管腔不同程度的狭窄或闭塞，血流显示斑块处充盈缺损，血流束变细或消失，频谱表现为正常三相波形消失或单相波形，边缘不光滑，频谱增宽，频窗变小或充填。

（2）大动脉炎：是一种原因不明的，主要发生在大动脉及其分支，造成管腔不同程度的狭窄及闭塞的慢性非特性的炎症性病变。超声典型的表现为内膜弥漫性增厚，回声减低，血流变细或闭塞，频谱呈湍流或消失。

（3）雷诺病：是肢端末梢小动脉间歇性或持续性痉挛，而引起肢体末梢皮肤颜色和温度等一系列变化，超声表现为末梢动脉管腔及血流明显变细，甚至管腔内可探及实性回声光团，管腔闭塞，血流速度降低甚至无法探及血流。当血管无器质性病变时，超声常探测不到异常表现，可结合临床诱发试验。

目前血栓闭塞性脉管炎的诊断还没有特异的方法，必须通过以上调查研究，将所收集的临床资料，进行唯物辩证的、合乎逻辑的分析，去伪存真，一般就可以得出正确的诊断。

第七章

▽

诊断和鉴别诊断

一、诊　断

（一）诊断依据

在临床实践中,对血栓闭塞性脉管炎的诊断,一般是比较容易的,但早期诊断有时却感到困难。因此,要做出正确的诊断,必须认真地调查研究,详细询问病史和仔细体格检查,充分掌握临床资料,根据病人的症状、体征和有关检查,从疾病的整个发展过程中进行全面的思索和分析,不能只凭所收集的片段现象轻易盲目下结论。诊断的主要依据为:

1. 青壮年（20~40 岁）男性。

2. 绝大多数有烟草接触史。

3. 有漫长的、持续数年的下肢远端缺血的病程。早期患肢发凉、怕冷、麻木、疼痛、间歇性跛行,以后静止痛逐渐加重,严重时发生溃疡或坏疽,经非侵入性血管检查证实。

4. 足部和小腿反复发作游走性血栓性浅静脉炎。患肢皮肤苍白、潮红、紫红或青紫。

5. 患肢足背动脉、胫后动脉搏动减弱或消失,甚至累及腘动脉、股动脉搏动减弱或消失;侵犯上肢者,尺动脉、桡动脉或肱动脉搏动减弱或消失。

6. 排除明确的自身免疫性疾病、血液高凝状态、糖尿病等相关血管硬化性病变和腘动脉陷迫综合征（popliteal artery entrapment syndrome）。

7. 排除有近端来源栓子。

8. 舌苔和脉象:①舌象,舌质多见淡紫、青紫,可见瘀点(斑),苔白润;或见舌质红或绛,苔黄或黄腻;或舌质淡,苔薄白等。②脉象,可见弦紧,或沉涩,或弦数,或滑数,或弱,或细无力等。③肢体远端动脉(跌阳脉)减弱或消失。

在发病地区,凡是青壮年男性主诉肢体有发凉、怕冷、胀痛、麻木和间歇性跛行时,就应该考虑有血栓闭塞性脉管炎的可能性。

(二)严防误诊

血栓闭塞性脉管炎临床表现不典型时,如不详细询问病史和认真检查,则容易发生误诊,延误治疗。临床诊断时,要重视脉管炎的发病诱因,要掌握脉管炎的各种临床表现。尚老所见血栓闭塞性脉管炎临床表现不典型者有以下几种情况:

1. 肢体不痛 脉管炎病人肢体不出现疼痛十分少见,然而病人已存在其他临床表现,应加以全面分析。

2. 肢体怕热 病人肢体发凉、怕冷不明显,而肢体怕热,尤其是在夏季为明显,此时病人已存在其他临床表现。

3. 首先发作血栓性浅静脉炎 脉管炎病人肢体反复发作游走性血栓性浅静脉炎占 30%~60%,是有诊断意义的一个特征。可是有些病人肢体首先发作血栓性浅静脉炎,在半年或数年以后才出现肢体缺血表现,发生典型的脉管炎。临床上如不注意"反复发作游走性"这个特点,警惕性不高,往往误诊为一般的血栓性浅静脉炎而延误治疗。因此,对下肢发作的血栓性浅静脉炎而无其他原因可查询者,不要轻易排除脉管炎的可能。

4. 首先发作关节痛 脉管炎病人首先发作下肢关节痛很少见,而后可出现肢体缺血表现和足部动脉搏动减弱或消失。因此,在发病的早期可被误诊为风湿性关节炎,按抗风湿治疗无效,最后发现为脉管炎。

5. 单个足趾缺血表现 有很少脉管炎病人出现单个足趾或 2 个足趾发病,足趾发凉、怕冷,颜色改变,有时症状好转,这是由于单纯趾动脉痉挛或闭塞所致。如不认真分析,可误诊为雷诺病(肢体动脉痉挛症)。

（三）诊断标准的研究

TAO 被描述了一个多世纪,病因仍不明确,且缺乏特异的炎症反应的阳性血清学标志和自身抗体,所以目前 TAO 临床上缺乏被普遍接受的诊断标准,诊断主要还是依赖于临床表现、影像学证据及排除其他相似疾病。

1992 年,Papa 提出 TAO 首个评分标准,其优势在于将诊断量化为明确(6 分以上)、可能(4~5 分)、疑似(2~3 分)、排除(0~1 分)四种可能。但仍存在许多问题,如未对不吸烟是否可以直接排除诊断这一问题做出说明,另外对于 40~45 岁发病年龄段无明确界定(表 5)。

表 5　Papa 评分标准

标准	条件	分值
阳性标准		
发病年龄	<30 岁 /30~40 岁	+2/+1
足跛行	现在 / 既往	+2/+1
上肢受累	对称性 / 非对称性	+2/+1
游走性血栓性浅静脉炎	现在 / 既往	+2/+1
肢体动脉痉挛症	现在 / 既往	+2/+1
动脉造影	都典型 / 仅有其一支持	+2/+1
阴性标准		
发病年龄	<45~50 岁 />50 岁	−1/−2
性别、吸烟	女性 / 吸烟者	−1/−2
部位	单个肢体 / 非下肢末端	−1/−2
脉搏缺失	肱动脉 / 股动脉	−1/−2
动脉硬化危险因素	后来 5~10 年 /2~5 年发现	−1/−2

1998 年,Shionoya 基于 TAO 的炎症性、自限性的临床特点和大量病例的随访结果,提出了 TAO 的首个诊断标准,这也是今后很多 TAO 诊断标准的基础,其包括五个必要条件。①吸烟史:吸烟是 TAO 唯一得到公认的病因,绝大多数 TAO 病人有烟草接触史。②发

病年龄 <50 岁；对于 50 岁以上可疑病人，诊断应当慎重。③膝下动脉闭塞：足部、足趾皮肤潮红，及足部间歇性跛行是最常见的下肢缺血症状。④上肢受累或游走性血栓性静脉炎：上肢受累与下肢动脉受累比例上并无差异，游走性血栓性静脉炎反映了该病的炎症性本质。⑤无其他动脉粥样硬化危险因素：若病人确诊本病后出现糖尿病等，则须重新考虑 TAO 诊断是否成立，但远期的动脉粥样硬化危险因素不应该妨碍 TAO 诊断。当上述 5 条全部满足时，诊断才成立。这种纳入式诊断标准，是否过于严格值得商榷，但只有制定严格的诊断标准，才有利于我们更确切地研究 TAO。Shionoya 的诊断标准目前仍然在临床上被广泛接受。

1998 年欧洲 TAO 研究小组也曾制定过 TAO 的诊断标准：①发病年龄 <50 岁；②吸烟史；③符合 TAO 的影像学表现，动脉造影为腘动脉以下节段性闭塞，或者螺旋形侧支（corkscrew），或者膝盖以下没有动脉硬化的侧支，影像学证据限定在 5 年内行的主动脉造影；④目前或过去有血栓性浅静脉炎或血管痉挛症状。该研究小组首次在 TAO 诊断标准中提出了 TAO 动脉造影的特征性表现，血管造影有助于明确 TAO 血管病变性质，但不足以成为诊断金标准。2000 年，日本难治性血管炎综合征研究组也曾制定 TAO 的诊断标准。这个诊断标准非常详细，包括临床症状、物理检测、实验室检测、排除疾病等，可能因过于繁琐，未被广泛接纳。其中，它将 TAO 的动脉造影做了详细的描述：远端动脉多节段性闭塞，且无动脉硬化证据，如动脉壁钙化，管腔逐渐变细、突然闭塞，受累血管弯曲，"螺旋"或"树根"状侧支循环出现。这可以说是全面的、有指导意义的描述。

同年，Olin 提出了 TAO 诊断标准和诊疗流程：①发病年龄界定为 45 岁以下；②吸烟史；③非侵入性的检测证实症状和体征远端缺血；④动脉造影影像符合；⑤排除了血液高凝状态、自身免疫病、糖尿病、近端血栓来源；⑥大动脉受累或年龄大于 45~50 岁的病人需要组织活检的证实。Olin 的 TAO 诊断标准，简明、扼要、严谨、可靠，也在临床上被广为采用。但他没有纳入上肢受累的情况和游走性血栓性浅静脉炎的发生，这一点受到很多人的争议。2003 年，Mills 制定的更为严格的 TAO 诊断标准，里面包含了主要和次要标准，主要标准包括：①45岁之前出现的远端肢体缺血症状；②烟草滥用；③近腘动脉或肱动脉分叉的末端无病变；④通过动脉多普勒检查或四肢体积描记法、动脉造影、病理改变客观记录闭塞性疾病；⑤排除近段栓塞源、创伤和局部病变、自身免疫病、高凝状态、动脉粥样硬化（糖尿病、高脂血症、高血压、肾功能衰竭等）。次要标准包括：①游走性血栓性浅静脉炎；②雷诺病；③上肢受累；④足间歇性跛行。并制定了自己的评分表，但该评分标准繁琐，并没有被临床广泛采纳。

（四）重视特殊类型 TAO 的诊断

TAO病因不明，且缺少特异性的实验室指标，另外特殊类型TAO病例的增多，特别是病变累及范围扩大的TAO和女性TAO病人的增多，也影响了TAO统一的诊断标准的建立。

1. 病变累及范围扩大的 TAO　Shionoya、Mills诊断标准中，均提及TAO累及的病变范围为腘动脉以下的中小动静脉。但TAO是不是仅仅局限于中小动静脉呢？查阅文献发现，TAO累及的病变范围在扩大，通过回顾病例发现，累及腘动脉以上的占到全部病例的近1/3。非典型的TAO正越来越多。Sauraget F报道1例符合TAO诊断的病人引发缺血性结肠溃疡穿孔的病例。Pontus Harten、M.D报道1例多脏器累及的TAO病例，该病人心、脑、脾和可能伴小肠缺血的多脏器损伤。另外，TAO病人其他脏器血管受累的报道不断增加，如肾动脉受累导致高血压和肾功能受损，颈动脉受累引起脑卒中等，其中冠状动脉受累所致心肌梗死的报道最多。Kimihiro lgari等报道，按照Shionoya的诊断标准确诊的58个TAO病人，病变累及股动脉的占到了25%，累及到髂动脉的占到了8%，有6%累及了腹主动脉或内脏动脉。可见TAO不仅仅累及中小动静脉。

2. 女性 TAO 病人的不断增多　以往文献认为，TAO是20~45岁男性吸烟者的特有疾病，女性病人仅占1%~2%，所以曾有对女性病人的诊断持慎重态度的观点。但是女性TAO病人的文献报道越来越多，比例也不断升高，最高报道占到了23%，报道者将这一变化归咎于女性吸烟人数的增加。Yavuz Yonikoglu统计了1986年到1999年女性TAO病人的发病率，从1.92%上升到5.97%。Masayoshi Kobayashi报道850例TAO病人，其中女性79例，比例达到9.3%。

Olin J.W. 报道了 112 例 TAO 病人,女性病人甚至达到了 23%。这些特殊类型的 TAO 的诊断是否准确,还存在疑问,但不可否认的是,TAO 类型的多样性已经被大量的病例证实。这些研究证实了 TAO 的多样性的同时,也对以往的诊断标准提出了挑战,进而影响了 TAO 建立金标准的诊断依据。

二、鉴别诊断

在临床诊断中,常需与下列疾病相鉴别。

(一)闭塞性动脉硬化

病人年龄多为 50 岁以上的中老年人,多见于男性;常合并导致动脉硬化的其他危险因素,如高血压、高血脂、糖尿病等。两下肢常同时发病,两上肢也有发凉、麻木、疼痛感觉。病程较短,发展快,坏疽发生较早而且广泛,可累及小腿或大腿,但疼痛比较轻。四肢动脉和颞浅动脉多有弦硬和扭曲现象。眼底检查常有视网膜动脉硬化。实验室检查可见血脂增高。X 线片显示患肢动脉壁内有钙化阴影。血管造影主要表现为内膜的不规则、轮廓毛糙,血管扭曲,管腔的狭窄闭塞,有时可以看见血栓、狭窄后扩张和粥样斑块内溃疡形成(表 6)。

(二)雷诺病(肢体动脉痉挛症)

最多见于青壮年女性,男性比较少见。两手对称性发病,下肢少见。常因寒冷、精神刺激或情绪波动累及手、足末梢循环,表现为阵发性手、足苍白、发绀、潮红,末端发凉,甚至出现疼痛,温暖休息后缓解,患肢动脉搏动通常无变化。发生溃疡和坏疽甚为少见,仅个别病例在后期发生指端局限性表浅小溃疡或坏疽。尚老临床上曾多次见到不典型的肢体动脉痉挛症病例:青壮年女性,发病时为单侧下肢发凉、疼痛,趾部苍白或紫红色,而后对侧下肢发病,最后两上肢发病时才出现肢体对称性发作特点(表 6)。

(三)大动脉炎

该病多见于年轻女性,亚洲人易发,多发生在主动脉一级分支开口,主要侵犯降主动脉、腹主动脉、头臂动脉,很少累及肢体中小动脉。在上肢常见桡动脉搏动消失(无脉症),血压测不到;在下肢可有发凉、间歇性跛行,但主要是肢体酸软无力,一般不痛,皮色改变不明显。在活动期伴有低热、出汗、贫血及关节痛。常在颈部、腹部、背部听到血管杂音。体内炎性因子增高是一个特征性表现,红细胞沉降率、C反应蛋白是诊断大动脉炎的最常用指标,实验室检查可见血沉加快。血管彩超及CT血管成像可以明确动脉病变的部位,主动脉弓及分支受累最常见(表6)。

(四)肢体动脉栓塞

病人有严重心脏病史,如风湿性心脏病二尖瓣狭窄、心房纤颤及动脉硬化等。常见下肢股动脉栓塞,发病急骤,肢体突然剧烈疼痛、厥冷、麻木,感觉障碍,活动障碍,皮肤呈苍白色和出现紫斑,栓塞平面以下的动脉搏动消失。肢体坏疽范围比较广泛,可累及足部、小腿和股部。心脏听诊,心尖区有隆隆样舒张期杂音,心律完全不规则,心音强弱不一(表7)。

(五)红斑性肢痛症

常发生于手部或足部,肢端皮肤发红充血、灼热、疼痛,遇热则症状加重,遇冷或高举患肢则症状减轻,患肢动脉搏动增强,无肢体缺血征象。

(六)糖尿病足

病人多大于50岁,具有糖尿病病史多年,常伴有动脉硬化。肢体发凉、麻木、疼痛,间歇性跛行,可并发下肢坏疽,发展迅速,常发生在足趾的末端,可蔓延至足部和小腿,多呈湿性坏疽。实验室检查血糖增高,尿糖阳性(表7)。

(七)结节性脉管炎

多见于中年男女,结节以小腿为主,伸侧较屈侧为多,足跖部亦多见,单侧或双侧发病。结节呈小圆形,潮红色或紫红色,结节表面皮肤有色素沉着,可有结节溃破。病程长,多终年反复发作,与季节关系不明显。可有足背动脉搏动减弱。病理特点:真皮及皮下组织,可见动脉和静脉皆受累,管壁增厚,管腔闭塞,可有血栓形成,外膜、肌层均有弥漫性炎性细胞浸润。

表 6　血栓闭塞性脉管炎与闭塞性动脉硬化、雷诺病、大动脉炎鉴别表

鉴别点		血栓闭塞性脉管炎	闭塞性动脉硬化	雷诺病	大动脉炎
一般情况	性别	多为男性（97.9%），女性罕见	男女均有，男女比约为6:1	多为女性（80%）	多为女性（68.4%）
	年龄	多为青壮年（20~40岁），占86%	多见于45岁以上	多见于青壮年（40岁以下）	多见于青少年（30岁以下），占比为82.6%
	吸烟	多有严重吸烟嗜好	可有	无或有	可有
	寒冻	有受冻史	无	寒冷易引起发作	无
病史和症状	病变部位	多侵犯四肢中、小型动脉（先一侧发病），上肢较少，下肢多	受累血管系大、中型动脉，多波及上肢	两手对称发病，下肢少见	侵犯降主、腹主、头臂动脉，多见上肢，不对称
	肢体症状	持续发凉、间歇跛行、剧烈疼痛，常有血管痉挛现象	四肢发凉、麻木、异常感，疼痛轻、罕有血管痉挛	间歇发作，两手凉冷，多见血管痉挛现象	肢体酸软无力，不痛，无血管痉挛现象
	皮色改变	持续性潮红、紫红或苍白	不显著，多呈苍白色	发作性苍白→青紫→潮红	不明显
	血栓性浅静脉炎	占40%，常反复发作	无	无	无
	其他症状	严重循环障碍者，可有高热、贫血、消瘦等	有头晕、头痛、耳鸣、失眠等	病情进展有肢端缺血症状	活动期伴有低热、无力、贫血，出汗，关节痛等

鉴别点		血栓闭塞性脉管炎	闭塞性动脉硬化	雷诺病	大动脉炎
体征	肢体缺血征	皮肤干燥光薄,汗毛脱落,甲厚变形,肌肉萎缩	早期不明显,后期可有	一般正常,晚期指端可变瘦、细	不明显
	动脉搏动	足背、胫后、腘动脉常减弱或消失	可见股动脉、腘动脉及足背、胫后动脉消失	正常	常见桡动脉消失、股、腘、足背动脉减弱
	血管杂音	无	可有	无	常在颈、腹、背部听到血管杂音
	其他部位动脉硬化	无	上肢、颞浅动脉多弦硬、扭曲	无	无
	溃疡与坏疽	病程长、进展慢,坏疽发生晚,呈干性坏疽,多局限于足部	病程短、进展快,坏疽发生早,呈干性坏疽,可累及小腿或大腿	很少见,为指端局限性皮肤溃疡或坏疽	很罕见
	血压	正常	多高	正常	上肢测不到,或上肢高血压下肢低血压
	眼底	正常	常见视网膜动脉硬化	正常	视网膜动脉变细、静脉粗大紫黑,有小血管瘤呈花枝状等

续表

鉴别点		血栓闭塞性脉管炎	闭塞性动脉硬化	雷诺病	大动脉炎
实验室检查	尿糖、血糖	阴,正常	阴,增高	阴,正常	阴,正常
	胆固醇 β-脂蛋白 甘油三酯	正常	常增高	正常	正常
	血沉	正常	正常	正常	加快
X线检查	X线片	可见患肢骨质普遍稀疏	肢体动脉有钙化阴影,主动脉弓突出,有条状钙化	无特殊	主动脉弓和弓降部突出扩张,降主动脉内收,伴有搏动减弱或消失(左室为主),心脏扩大
	动脉造影	肢体中、小动脉呈节段性闭塞,无扭曲,有丰富侧支循环	肢体动脉有虫蚀样缺损,狭窄和阻塞,血管扭曲呈波浪形,侧支血管少	无特殊	可见头臂,降主,腹主动脉上段广泛缩窄和闭塞,程度不定

表 7　血栓闭塞性脉管炎与肢体动脉栓塞、糖尿病足坏疽鉴别表

鉴别点	血栓闭塞性脉管炎	肢体动脉栓塞	糖尿病足坏疽
性别和年龄	多为青壮年（20~40岁），男性多，女性罕见	中年（40岁以上）为常见，男女均可发病	以老年肥胖人最为多见
既往史	多数有寒冻、吸烟史	有严重心脏病史，如风心病、二尖瓣狭窄、心房纤颤、心内膜炎或动脉硬化	有糖尿病史，常伴动脉硬化
肢体缺血症状	肢体凉冷，同歇性跛行，潮红、紫红或苍白，皮干，甲厚，甲生长缓慢	常见下股股动脉栓塞，肢体突然剧痛，厥冷，麻木，感觉障碍，活动障碍和出现紫斑。栓塞平面以下的动脉搏动消失	肢体凉冷，同歇性跛行，麻木、疼痛和皮色改变
发病情况	起病缓慢，病程较长	起病急骤，病程短促	起病较慢
坏疽的部位和性质	多为单侧下肢，常由趾端开始，缓慢而向足后部发展，呈干性坏疽，多局限在足部，累及小腿者很少见	坏疽部位以栓塞动脉而定，多见干单侧下肢，坏疽范围广泛，可累及足部小腿、股部，呈干性坏疽	多为单侧下肢，发展迅速，可蔓延至足部和小腿，多呈湿性坏疽
肢体的感染情况	一般不明显。严重坏疽多有高热、白细胞增高	坏疽感染重、高热、白细胞增高，全身情况严重	坏疽常有严重感染、高热、恶寒、白细胞增高，病情严重
心脏听诊	无异常	心尖区有隆样舒张期杂音，心律完全不规律，心音强弱不一	无异常
实验室检查	尿糖阴性，血糖正常	尿糖阴性，血糖正常	尿糖阳性，血糖增高

（八）结节性动脉周围炎

多见于中年男性，皮损为多形性，有红斑、瘀斑、紫癜、网状青斑等，以皮下结节为多见。皮下结节沿小动脉分布，可自由移动，皮肤发红、疼痛，可发生溃疡。此起彼伏，容易反复发作。常有发热、关节痛、多汗等。多有胃、肠、肾、心、肺、神经、肌肉、脑等脏器组织同时受累。病理特点：变性期的特征为动脉中膜变性，坏死及水肿。炎症期为全层动脉炎及周围炎，有较多嗜酸性粒细胞浸润，血管内膜增厚或闭塞，可伴有血栓形成、动脉瘤等。

在进行诊断和鉴别诊断时，如有困难，可经活体组织病理检查以明确诊断。

（九）硬皮病

一般起病缓慢，发病年龄多在35~50岁，女性病人多见。在系统性硬皮病往往有周围血管舒缩障碍，最多见的初期表现是雷诺现象和隐袭性肢端和面部肿胀，并有手指皮肤逐渐增厚，发生间歇性手指、足趾疼痛、发凉、怕冷，皮肤颜色苍白或青紫，而同时伴有皮肤发硬光滑，呈蜡样，或紧贴骨骼，不易捏起，病人活动受限，面部没有表情，张口困难。只要加以注意，可与血栓闭塞性脉管炎鉴别。

（十）系统性红斑狼疮

病人多为青年女性。系统性红斑狼疮发病急，可有手足坏疽，常在面部有水肿性红斑呈蝶形损害，同时伴有发热、关节酸痛、胃纳减退、乏力等全身症状。并可侵犯肾脏、心脏等内脏器官。血液和骨髓可找到红斑狼疮细胞，抗核抗体阳性。与血栓闭塞性脉管炎发生的肢体坏疽不难鉴别。

（十一）网状青斑

病人的小腿和足部皮肤呈网状、斑状青紫，可有发凉、麻木和微痛感觉，遇寒冷则皮肤青紫明显，温暖或抬高患肢则青紫消退，患肢动脉搏动存在，发生溃疡或坏疽很罕见。

（十二）手足发绀症

病人多为青年女性。多见于两上肢，常两手对称，呈青紫色，发凉，受寒冷及肢体下垂则症状加重，皮肤颜色变深，温暖并不能使症状减轻，但无苍白色，无典型的皮肤苍白、发绀、潮红色变化。患肢动脉搏动无变化,无肢体营养障碍改变,不发生溃疡和坏疽。

(十三) 下肢深静脉血栓形成

以髂股静脉血栓形成最常见。发病时病人有发热,肢体疼痛,一侧肢体广泛肿胀,患肢浅静脉和毛细血管扩张,小腿腓肠肌有饱满紧韧感和压痛,但无肢体发凉,患肢动脉搏动无变化。

(十四) 冻伤

病人在冬季有受寒冻史。手足部有灼热、发痒感,发生红斑、青紫及水疱,严重时可引起肢体坏疽,但多在表浅部,肢体动脉搏动正常。

(十五) 颈肋和前斜角肌综合征

是指由于胸廓出口区域神经血管束的压迫引起的一系列上肢的症状和体征。病人多为青年女性,由于颈肋和前斜角肌痉挛,使臂丛神经和锁骨下动脉受到挤压,可产生血管、神经症状。患侧上肢发凉、麻木、疼痛,呈苍白或青紫色,桡动脉搏动减弱。如让病人仰头将下颌转向患侧,同时压低患侧肩部,让病人深度吸气,则桡动脉搏动消失,上肢疼痛和缺血表现明显。X线检查可发现颈椎存在颈肋。而血栓闭塞性脉管炎大多数发生在下肢,到后期才累及上肢,单独发生在上肢者很少见。

(十六) 风湿性关节炎

病人的典型症状是游走性多个关节疼痛,与气候变化有密切关系。有些病人仅有关节酸痛,可有肢体发凉、怕冷感觉,但肢体动脉搏动存在,无缺血征象。实验室检查可见血沉加快,抗链球菌溶血素"O"增高。

(十七) 末梢神经炎

病人常有手指或足趾针刺样疼痛和麻木,为对称性的四肢末端手套、短袜型分布的感觉、痛觉迟钝或消失,发凉、怕冷,肌力减退,肌肉萎缩。但肢体动脉搏动良好,无肢体缺血表现。血栓闭塞性脉管炎病人可出现缺血性神经炎,可是肢体动脉搏动消失,早已存在肢体严重缺血而发生营养障碍改变。

(十八) 坐骨神经痛

常见于腰椎间盘脱出症,有腰部扭伤史。病人有臀部疼痛,并沿大腿后面向下肢放射,疼痛可因改变体位而加剧。可有下肢皮肤感觉迟钝,跟腱反射减退或消失,直腿抬高试验阳性。但无下肢发凉和颜色改变,患肢动脉搏动正常,完全没有肢体缺血征象。

(十九) 平足症

病人在走路时、久站和持重时,出现足踝部疼痛,休息较长时间才能使症状消除。检查时可发现足弓消失,足内侧舟状骨结节凸出和下倾。一般无患足发凉、怕冷和颜色改变,肢体动脉搏动良好。

(二十) 腘动脉陷迫综合征

此综合征主要是腘动脉走行和腘软组织发育异常,使腘动脉遭受机械性压迫引起的下肢缺血性疾病,外伤引起者也偶有报告。腘窝内的组织,特别是起始于股骨下端的腓肠肌两侧头发育和血管走行异常,是引起此征的基本原因。例如腓肠肌内外侧头附着点过高,移位或增生及有纤维性束带(包括外伤)形成,对腘动脉产生了机械性压力,久之就会使腘动脉发生器质性病变。好发于30岁以下青年男性,主要症状为运动后间歇性跛行、小腿发凉、感觉异常等,多以间歇性跛行开始,在步行或跑跳中感到小腿和足有痉挛性疼痛及麻木无力,被迫停步后症状消失。有的病人在疾走中没有症状,而在慢步时才有跛行,有的在跑跳运动后出现症状。腘动脉未闭塞的初期病例,伸膝和足背屈时,足背和胫后动脉搏动减弱,动脉波幅低平;在屈膝或足跖屈时,则动脉搏动增强,动脉波幅升高。动脉造影可确定诊断,膝关节伸直位动脉造影对诊断常具有特殊意义,主要表现有腘动脉走行偏内和压迹,其次是闭塞后有比较丰富的侧支血管,闭塞的近远端动脉均属正常,显示腘动脉近端受压脱离正常的走行轨迹而呈向外的弧行,腘动脉中段呈节段性狭窄,狭窄的远段可有扩张。

第八章

常用治疗法则

中西医结合治疗血栓闭塞性脉管炎如何使用中药问题,尚老也经过一些摸索过程。如临床上被脉管炎的临床表面现象所迷惑,辨证用药经常频繁更换,以致忽视了它的实质,也有采用单味药物或始终一方一剂的应用,这些均有不足。尚老体会,根据脉管炎的中医病因病机学说,并结合现代医学知识,抓住它的实质来立法、处方、用药,才能符合中医学辨证论治的原则并正确使用中药。尚老根据多年来临床实践总结,概括血栓闭塞性脉管炎的常用治疗法则如下。

一、活血化瘀法

血栓闭塞性脉管炎是血瘀证疾病之一,气滞血瘀、经络瘀阻为其主要病机,有明显的血液循环和微循环障碍,所以活血化瘀法是血栓闭塞性脉管炎的主要治法,在脉管炎的治疗中有较广泛的适用范围。在辨证论治的基础上,脉管炎的整个病程中应贯穿活血化瘀治疗。活血化瘀药具有活血化瘀、通络止痛、消坚散结等作用。在脉管炎急性进展阶段,对急性血管(动脉或静脉)炎症,活血化瘀法与清热解毒法配合使用,以控制急性血管炎变。当脉管炎处于稳定阶段,以活血化瘀法为主来改善肢体血液循环和进一步消除血管炎症。在脉管炎恢复阶段,补气养血法与活血化瘀法结合使用,以巩固治疗效果。

近年来,中西医结合研究,无论从临床实践和实验研究,都提高和发展了中医学的活血化瘀法。有关活血化瘀药的作用原理为:

1. 有明显扩张周围血管作用,增加肢体血流量,改善肢体血液循环。如丹参、川芎、红花等有明显扩张周围血管作用,改善肢体的末梢血液循环。川芎生物碱有减少血管阻力,增加冠状动脉流量的作用。当归、水蛭、益母草也具有扩张周围血管作用。当归有解除周围血管平滑肌痉挛的作用,增加血流量。这种扩张血管的作用(对动脉、静脉、毛细血管都有影响)可能是活血化瘀药的共性。

2. 改善微循环,促使血流加速,改善局部组织营养。如丹参、桃仁、红花、川芎、当归、三棱、莪术等,可改善微循环,使血流明显加速,增加毛细血管张力,降低毛细血管通透性等。

3. 抗凝血和防止血栓形成作用。丹参能使全血及血浆黏稠度下降,红细胞电泳时间明显缩短,使聚集的红细胞发生解聚作用,这些变化有利于血液在血管中流动,因而具有抗凝血和防止血栓形成的作用。川芎生物碱对积聚的血小板有解聚作用,能降低血小板表面活性,因而有抗血小板黏附和聚集的作用。赤芍、鸡血藤、川芎、红花都有抗凝血作用。活血化瘀药能使血浆纤维蛋白含量降低,具有促进纤维蛋白溶解的作用。丹参增强纤维蛋白溶解活性的作用,可能是通过激活纤维酶原——纤溶酶系统。丹参、赤芍、川芎、红花均有抑制血小板聚集和抑制血栓形成的作用。说明活血化瘀药对凝血系统和纤溶系统有明显影响。

4. 有抗菌消炎作用,促使血管炎症吸收。活血化瘀药的抗感染作用已被临床实践和实验研究所证实,逐渐引起重视。如赤芍、丹参、川芎、丹皮、红花等均有不同程度的抑菌作用,是在调节机体反应性的基础上直接或间接地达到抗感染、消炎目的。活血化痰药与清热解毒药同用,有加强抑菌和减毒两方面的作用。

5. 有降低血脂作用。如丹参、赤芍、三七、当归等有降低血脂作用;红花能降低胆固醇;郁金具有降低血脂和减轻动脉内膜斑块形成的作用。

血栓闭塞性脉管炎常用的活血化瘀药:临床上应根据不同的病情选用药力不同的活血化瘀药物,轻者肢体发红瘀肿,轻痛,可应用一般活血化瘀药,如丹参、赤芍、当归、川芎、鸡血藤、川牛膝、桃仁、红花、乳香、没药、姜黄、延胡索、三七、王不留行、苏木等;重者肢体紫红瘀肿和肢端出现瘀斑、瘀点,剧痛,应用破血祛瘀药,如三棱、莪术、土鳖虫、水蛭等。

二、清热解毒法

血栓闭塞性脉管炎的急性血管炎症阶段,以及寒凝血瘀,郁久化热,肢体出现溃烂继发感染,常表现有不同程度的热证,根据中医"热者寒之"的原则,清热解毒法在血栓闭塞性脉管炎也是常用的主要治法。清热解毒药多具有抗感染、抗炎作用。临床具体应用为:①湿热者,寒湿郁久化热初期阶段,肢体轻度坏疽感染,发红肿胀疼痛,应清热利湿;②湿热蕴结,瘀血留滞脉络,脉管炎并发游走性血栓性浅静脉炎,以及末梢动脉急性炎症,出现红肿疼痛硬性索条状物或结块,应清热利湿与活血化瘀法配合应用;③热毒炽盛,肢体溃烂严重继发感染,应清热凉血;④肢体坏疽继发感染,高热,热盛伤阴者,应清热解毒与滋阴法配合应用。

血栓闭塞性脉管炎常用的清热解毒药,如金银花、蒲公英、连翘、紫花地丁、大青叶、板蓝根、漏芦;清热泻火药,如黄芩、黄连、黄柏、栀子、柴胡、知母;清热凉血药,如丹皮、赤芍、生地黄、紫草;养阴清热药,如玄参、麦冬、石斛、玉竹等。

三、温经散寒法

血栓闭塞性脉管炎的主要病机为寒凝血瘀,血液循环障碍,常出现阴寒证候。病人常有肢体发凉、怕冷,可用温经散寒法,常与活血化瘀法、补气养血法配合使用。温经散寒药具有温经散寒,回阳通脉,扩张血管,改善肢体血液循环作用。

血栓闭塞性脉管炎常用的温经散寒药:附子、肉桂、干姜、桂枝、细辛等。

四、温肾健脾法

血栓闭塞性脉管炎病人可出现脾肾阳虚证候,表现为全身畏寒,肢体怕冷,冷痛刺骨,遇冷则肢体皮肤苍白,身疲乏力,腰膝酸软无力,阳痿阴冷,胃纳不振,下肢肌肉萎缩。应温肾健脾与益气活血法配合应用。重庆市第一中医院(1965年)(现重庆市中医院)对脉管炎病人以肾虚为主者,用补肾活血通络法治疗。广州市中医医院(1980年)对肾虚型脉管炎病人,应用温肾壮阳法治疗,可使病情好转,患肢转温暖,促进创口愈合。

血栓闭塞性脉管炎常用的温肾健脾药:淫羊藿、巴戟天、肉苁蓉、补骨脂、菟丝子、续断、杜仲、狗脊、山药、党参、白术等。

五、利水渗湿法

肢体肿胀是血栓闭塞性脉管炎常见的症状。由于肢体疼痛,病人常将肢体垂于床沿或长久抱足而坐,使静脉回流受阻,发生肢体肿胀。当肢体坏疽继发感染和淋巴系统受累,可出现肢体发红肿胀。这不但给病人带来很大痛苦,而且影响肢体血液循环,因此利水渗湿法在治疗血栓闭塞性脉管炎中也比较常用。单纯肢体肿胀者为湿盛,应利水渗湿,佐以活血化瘀;肢体肿胀明显,轻微发红,有炎症表现者为湿盛于热,应利湿为主,佐以清热;肢体坏疽红肿热痛,炎症明显者为湿热壅盛,应清热利湿。利水消瘀从根本上便于祛邪消肿,利湿后肢体肿胀消退,有利于消瘀通脉,恢复肢体血液循环。津血同源,活血以利水。

血栓闭塞性脉管炎常用的利水渗湿药:薏苡仁、泽兰、赤小豆、猪苓、泽泻、车前子、防己、木通、滑石等。

六、镇痉通络法

血栓闭塞性脉管炎由于气血凝滞,血管痉挛、闭塞,引起肢体血液循环障碍,病人常有肢体胀痛、剧痛和肌肉抽动,以及肢体出现痛性红斑结节、硬性索条状物(游走性血栓性浅静脉炎),故镇痉通络法常与活血化瘀、清热解毒法配合应用,以增强其解毒、镇痉、通络、散结、止痛作用。同时适用于脉管炎急性血管炎症阶段,对控制血管炎症有效果。

血栓闭塞性脉管炎常用的镇痉通络药:全蝎、蜈蚣、地龙、乌梢蛇、钩藤等。

七、补气养血法

补气养血法主要用于血栓闭塞性脉管炎病人平素身体虚弱,或恢复阶段气血耗伤,以及患肢肌肉萎缩、皮肤干燥、创口久不愈合,或出现虚实夹杂的证候。阴虚者当滋阴养血,阳虚者应补气助阳,临床上常根据病情补气与养血互相配合应用。

血栓闭塞性脉管炎常用的补气养血药:补气常用黄芪、党参、白术、黄精、太子参、人参、山药、甘草等;养血常用当归、熟地黄、白芍、鸡血藤、鹿角胶、阿胶、何首乌等。

八、软坚散结法

周围血管疾病有因痰瘀阻络、痰结痹阻而致者,瘀结凝滞,气血不得宣通,可以应用消痰通络、软坚散结法,并与活血化瘀法相结合应用。临床适用于:①血栓闭塞性脉管炎后期,出现肢体麻木、关节僵硬、肌肉疼痛,步行滞重,屈伸不利,脉弦滑、弦硬;②游走性血栓性浅静脉炎后期,肢体遗留硬结节、硬性索条状物,微肿胀痛,不易消退者。

血栓闭塞性脉管炎常用的软坚散结药:牡蛎、玄参、浙贝母、威灵仙、鳖甲、昆布、海藻、三棱、莪术、僵蚕等。

第九章

临床治疗

一、辨证论治

（一）分型论治

尚老根据临床实践体会，总结了以下分型论治。

1. 阴寒型　此型为寒邪过盛，寒凝血瘀，经络阻塞，呈现一派阴寒证。

临床表现：患肢特别怕冷，冬季不耐寒，肢端冰凉。局部皮肤苍白或潮红色，舌苔薄白，舌质淡，脉象沉细或迟。或是恢复阶段创口愈合，而寒凝不易消退，患肢仍发凉、怕冷。

证候分析：病人素体阳气亏虚，外感寒湿之邪，致使经脉受阻，气血凝涩，瘀滞不行，阳气不达四末，不能温养，故肢体发凉、怕冷；阳气亏虚，肢体失于温煦则皮肤苍白，寒凝血瘀则皮色潮红。舌质淡，苔薄白，脉沉迟或沉细为阴寒过盛之象。

此型多属早期血栓闭塞性脉管炎和血栓闭塞性脉管炎恢复阶段。

治则：温经散寒、活血通络。

方剂：内服阳和汤加味，或兼服参茸大补丸、参桂再造丸。

方药：阳和汤加味。药用熟地黄 30g，黄芪 30g，鸡血藤 30g，党参 15g，当归 15g，干姜 15g，赤芍 15g，牛膝 15g，肉桂 10g，白芥子 10g，熟附子 10g，炙甘草 10g，地龙 15g，麻黄 6g，鹿角霜（冲）10g。水煎服。

方药解析：方中重用熟地黄温补营血益精，鹿角霜温阳；黄芪、党参益气，当归、赤芍、牛膝、鸡血藤以活血化瘀，地龙以通络；寒性凝滞，非温通经脉不足以解散寒凝，故以干姜、肉桂、附子温中有通；麻黄开腠理以达表,白芥子祛皮里膜外之痰,与温补药共用,可使补而不腻;甘草调和诸药。共用之可温经散寒、活血通脉。

2. 血瘀型　此型主要是血瘀证,一般无炎症表现。

临床表现:患肢持续性固定性疼痛,患肢呈紫红、暗红或青紫色,肢端皮肤有瘀点、瘀斑。舌质红绛、紫绛或有瘀斑,舌苔薄白,脉象沉细涩。

证候分析:气血瘀滞,经络阻塞,不通则痛,故患肢持续性固定性疼痛,局部皮肤呈紫红、暗红或青紫色,肢端瘀斑、瘀点。舌质紫暗、瘀斑,脉沉细涩为气血瘀滞之象。此型多属第二期血栓闭塞性脉管炎。

治则:活血化瘀。

方剂:内服活血通脉饮、活血通脉饮Ⅱ号,或兼服活血祛瘀片、三七片。

方药:活血通脉饮。药用丹参 30g,赤芍 60g,金银花 30g,土茯苓 60g,当归 15g,川芎 15g,牛膝 15g,鸡血藤 15g。

方药解析:方中丹参、赤芍、当归、川芎、鸡血藤活血化瘀;牛膝通络散结;金银花、土茯苓清解余邪。共用之可有活血化瘀、通络散结之功效。

3. 湿热下注型　此型是寒湿下注、郁久化热的初期阶段。

临床表现:患肢潮红、紫红,肿胀,患肢出现血栓性浅静脉炎的表现,肢端轻度溃疡或坏疽而有炎症表现。舌苔黄,舌质红,脉象弦细数。

证候分析:气滞血瘀,寒湿内蕴,郁久化热,湿热下注,则患肢潮红、紫红、肿胀,或发生游走性血栓性浅静脉炎;经络瘀滞不通,故疼痛;热盛肉腐,则肢端溃破或坏疽。舌质红,苔黄厚或黄腻,脉滑数为湿热之象。此型多属早期血栓闭塞性脉管炎或三期 1 级的血栓闭塞性脉管炎。

治则:清热利湿、佐以活血化瘀。

方剂:内服四妙勇安汤加味,或兼服四虫丸、活血祛瘀片。

方药:四妙勇安汤加味。药用金银花 30g,玄参 30g,当归 15g,赤芍 15g,牛膝 15g,黄柏 10g,黄芩 10g,栀子 10g,连翘 10g,苍术 10g,

防己 10g,紫草 10g,生甘草 10g,红花 6g,通草 3g。

方药解析:方中金银花、连翘、黄芩、黄柏、栀子、玄参清热利湿;苍术、防己、通草利湿消肿;赤芍、当归、紫草、红花、牛膝活血通络;甘草调和诸药。功用以清热利湿为主,活血化瘀为辅。

4. 热毒炽盛型　此型是在气滞血瘀、寒湿郁久的基础上化热炽盛阶段,主要表现是热毒证。

临床表现:患肢发生溃疡或坏疽,继发严重感染,局部红肿热痛,脓液多,有恶臭气味,病人全身发热或高热、恶寒等。舌苔黄腻、黄燥或黑苔,舌质红绛,脉象滑数、洪大或弦细数。

证候分析:火热之毒结聚炽盛,气血凝滞,故肢体红肿热痛;热盛肉腐成脓,故溃烂、坏疽,脓多恶臭;经络阻塞,气血不通,故疼痛剧烈,彻夜难眠;火热内炽,故高热、恶寒;热盛灼津耗液,故烦渴引饮,便秘溲赤。舌质红绛,苔黄燥或黑苔,脉洪数为热毒炽盛之象。此型多属血栓闭塞性脉管炎肢体坏疽继发全身感染。

治则:清热解毒、佐以活血化瘀。

方剂:内服四妙活血汤,或兼服犀黄丸、牛黄清心丸。

方药:四妙活血汤。药用金银花 30g,蒲公英 30g,玄参 15g,当归 15g,黄芪 15g,丹参 15g,牛膝 12g,连翘 12g,防己 12g,黄柏 10g,黄芩 10g,红花 10g,乳香 3g,没药 3g,紫花地丁 30g,生地黄 15g,漏芦 12g,贯众 10g。

方药解析:方中金银花、蒲公英、连翘、黄柏、黄芩、紫花地丁、漏芦、贯众以清热解毒;当归、丹参、牛膝、红花以活血化瘀,乳香、没药以破血逐瘀;生地黄、玄参以养阴清热;黄芪以益气。共用之可清热解毒、养阴活血。

5. 气血两虚型　此型是病久气血耗伤,营卫不和,或平素身体虚弱的病人。

临床表现:病人身体虚弱,面容憔悴萎黄,消瘦无力,患肢皮肤干燥、脱屑、趾(指)甲干燥、增厚,生长缓慢、肌肉萎缩。创口久不愈合,肉芽灰淡、暗红,脓液稀清。舌苔薄白,舌质淡,脉象沉细无力。

证候分析:久病体弱,气血双亏,故面色萎黄;虚弱无力,气血不荣四末,故患肢发凉、怕冷、肌肉消瘦,皮肤干燥、爪甲不长;气血亏虚,新肉不生,故创口肉芽灰淡,脓液清稀,久不愈合。舌质淡,苔薄白,脉沉细无力为气血亏虚之象。此型多属早期血栓闭塞性脉管炎或血栓闭塞性脉管炎恢复阶段而身体虚弱者。

治则:补气养血、调和营卫。

方剂:内服顾步汤加减,或兼服十全大补丸、参茸大补丸。

方药:顾步汤加减。药用黄芪 30g,党参 30g,鸡血藤 30g,石斛30g,当归 15g,丹参 15g,赤芍 15g,牛膝 15g,白术 15g,甘草 10g。

方药解析:方中黄芪、党参、白术以益气养血;当归、丹参、赤芍、鸡血藤以活血化瘀,牛膝以活血通络;石斛益胃生津、滋阴清热;甘草调和诸药。共用之可补气养血、调和营卫。

在治疗过程中,以上各型血栓闭塞性脉管炎病人均可配合服用活血通脉酊、丹参酊、通脉安等。在临床治疗后恢复阶段和巩固疗效时,可服用活血通脉片等。并应注意随证加减用药(表 8)。

表 8　治疗血栓闭塞性脉管炎随证加减用药表

证候	加用药物
高热、坏疽感染重	大青叶、板蓝根、柴胡,重用金银花、连翘、黄芩、蒲公英、紫花地丁
高热,口渴,脉洪,苔黄燥或黑苔,舌红绛	生石膏、知母、天花粉、石斛,重用生地黄、玄参
肢体肿胀	薏苡仁、赤小豆、泽泻、车前子、防己
瘀血重	三棱、莪术、水蛭、王不留行,重用丹参、赤芍、当归、鸡血藤、川牛膝
痛剧	延胡索、血竭、四虫丸,黄酒冲服
肢体凉甚	桂枝、川椒,重用熟附子、干姜
胃纳呆	神曲、炒麦芽、鸡内金、砂仁、焦山楂、白术
肾阳虚	淫羊藿、巴戟天、肉苁蓉、补骨脂、菟丝子、续断

(二)临床辨证论治的两个阶段

炎变阶段:是指急性血管炎变期。患肢反复发作游走性血栓性浅静脉炎,缺血明显,肢体坏疽处于发展中,分界线不清楚,或为热毒炽盛者。在此阶段,应清热解毒为主,佐以活血化瘀,服用四妙勇安汤加味,同时使用抗生素、激素等,以迅速消除急性血管炎变。但不适宜用活血化瘀为主治疗,如过多使用活血化瘀药物,可激惹血管炎变,加快毒素吸收,使血小板黏附聚集性增强,促使血液凝固性增高,血流缓慢,可使血栓形成,加重肢体微循环障碍。

稳定阶段:是指血管炎变已停止发展,疾病处于恢复期。肢体缺血显著改善;坏疽局限稳定,分界线清楚,与健康组织脱离,溃疡逐渐缩小或愈合。在此阶段,应用活血化瘀、补气养血法治疗,服用顾步汤加减,可以扩张血管,促进侧支循环建立,改善肢体血液循环,增强机体的抗病能力,使疾病逐渐痊愈。

尚老总结 1975 年 8 月 ~1983 年 12 月收治血栓闭塞性脉管炎 387 例中治疗经过如下:

1. 辨证论治

(1)阴寒型 25 例(6.46%),宜温通活血,内服阳和汤加味。

(2)血瘀型 97 例(25.06%),宜活血化瘀,内服活血通脉饮。

(3)湿热下注型 231 例(59.69%),宜清热利湿,内服四妙勇安汤加味。

(4)热毒炽盛型 33 例(8.53%),宜清热解毒,内服四妙活血汤。

(5)气血两虚型 1 例(0.26%),宜补气养血,内服顾步汤加减。

2. 活血化瘀疗法 本组中有 144 例采用单一活血化瘀法治疗。

(1)内服活血通脉饮 2 号:丹参 30g,赤芍 60g,当归、川芎、鸡血藤、川牛膝各 15g。水煎服。

(2)丹参注射液静脉滴注:白花丹参注射液(或丹参注射液)10ml,加入 5% 葡萄糖溶液 500ml 静脉滴注,每日 1 次,15 日为 1 个疗程。可应用 2 个疗程。

3. 辅助治疗 根据病情,配合服用四虫片、活血通脉片、通脉安,并应用维生素 B_1、维生素 C,或输血治疗等。一般不用抗生素,仅在肢体坏疽感染较重和施行手术时使用抗生素。为改善肢体缺血症状和促进创口愈合,可予以丹参注射液、维生素 B_1 穴位注射。认真处理创口,清洁换药。

4. 手术处理

（1）施行趾部分切除缝合术 80 例,术后经过良好,第 10~12 日拆线,创口一期愈合者,优 56 例（70%）,良 9 例（11.25%）,差 15 例（18.75%）。

（2）施行单纯坏死组织切除术 70 例,术后创口顺利愈合者 58 例（82.86%）,植皮后愈合者 6 例（8.57%）,创口接近愈合者 6 例（8.57%）。

（3）施行半足切除缝合术 11 例,创口一期愈合者 8 例,有 2 例创口裂开经换药愈合,1 例未愈合。

（4）施行截肢手术 40 例,均为严重肢体坏疽感染病人,其中热毒炽盛型 24 例,湿热下注型 15 例,血瘀型 1 例。多施行膝下小腿截肢就能获得成功。在肢体动脉闭塞平面以下截肢者 25 例（62.5%）。

治疗结果:387 例中,坏死期（三期）275 例（71.06%）,营养障碍期（二期）106 例（27.39%）,局部缺血期（一期）6 例（1.55%）。根据全国脉管炎会议制定的疗效标准,临床治愈 172 例（44.44%）,显著好转 168 例（43.41%）,进步 44 例（11.37%）,无效 1 例（0.26%）,死亡 2 例（0.52%）。临床治愈与显著好转率（340 例）为 87.86%。大多数病人在 3~6 个月以内取得满意效果。一般治疗 3 个月,就可达到治疗目的,肢体坏疽严重者则治疗时间较长（表 9）。

表 9 治疗血栓闭塞性脉管炎疗效与疗程的关系

	1~3 个月	3~6 个月	6~9 个月	总计
临床治愈	112	57	3	172
显著好转	114	44	10	168
进步	31	12	1	44
无效	1	0	0	1
死亡	2	0	0	2
总计	260	113	14	387
占比	67.18%	29.20%	3.62%	100%

（三）国内治疗血栓闭塞性脉管炎应用方剂列举如下

1. **四妙勇安汤加减**　金银花、玄参各 30g,当归、乳香、没药、白扁豆各 12g,陈皮、苍术各 10g,甘草 3g。

[《中华内科杂志》7（3）:207,1959]

2. **解毒济生汤**　当归、远志、黄柏、生甘草、天花粉、银柴胡、川芎、茯神、牛膝、红花、黄芩、知母、金银花、麦冬、犀角（现禁用,水牛角代）。兼服桂附八味丸。

[《江苏中医》（6）:36,1960]

3. **活络通脉汤**　金银花 24g,玄参 18g,当归、生地黄、黄芪各 12g,蒲公英、紫花地丁、土茯苓、丹参各 15g,红花、生甘草、制乳没、延胡索各 10g。上肢加姜黄 10g,下肢加川牛膝 10g。

[《中医杂志》（2）:24,1964]

4. **真武汤加味**　黄芪 90g,炮附子、茯苓、白芍、白术、生姜、干姜、甘草、桂枝、党参各 30g。发热者去干姜;剧痛者加麻黄 15g;湿重者加苍术、薏苡仁等。

[《中医杂志》（9）:20,1965]

5. **当归四逆汤加减**　当归、丹参、益母草、王不留行、玄参、鸡血藤、黄芪、蒲公英各 30g,赤芍、郁金、金银花、党参各 15g,桂枝、川椒、鹿角胶（冲服）、川牛膝各 10g,通草、川附子各 6g,大枣 10 枚。

[《上海中医药杂志》（8）:19,1965]

6. **通络活血汤**　当归、红花、乳香、没药、苏木、血竭各 10g,生黄芪、刘寄奴各 15g。

[《中医杂志》（8）:18,1965]

7. **当归活血汤**　当归、乳香、没药、桃仁、红花、甘草。

[《中医中药治疗血栓闭塞性脉管炎论文汇编》（南京）1965]

8. **解毒通络汤**　金银花 60g,玄参、石斛、当归各 30g,生黄芪、甘草各 15g,牛膝、赤芍、桃仁、红花、丝瓜络各 10g（长春中医学院附属医院）。

[《中医中药治疗血栓闭塞性脉管炎论文汇编》（南京）1965]

9. **血瘀型**:北黄芪、党参、当归各 60g,玄参、金银花、入地金牛各 30g,山甲（现为受保护动物,需用替代品）、王不留行各 15g,延胡索、地龙各 10g。热毒型：北黄芪、玄参、当归、金银花各 30g，蒲公英、山甲（现为受保护动物，需用替代品）各 15g，黄芩、黄柏、王不留行各 12g。

[医药科技动态（4）：13，1972]

10. 虚寒型用阳和汤加味：熟地黄、鹿角胶、麻黄、炮姜、肉桂、白芥子、当归、丹参、续断、丝瓜络、炙甘草。瘀滞偏寒型用活血逐瘀汤加味：当归、丹参、桃仁、红花、牛膝、桂枝、丝瓜络、香附、干姜。麻重加黄芪，患肢凉甚加熟附子。瘀滞偏湿型用苡米散加味：土茯苓、萆薢、泽泻、木通、薏苡仁、车前、赤芍、当归、丹参。瘀滞偏热型用四妙勇安汤加味：金银花、当归、玄参、甘草、栀子、连翘、蒲公英、紫花地丁、黄柏、丹参、赤芍。气血两虚型用黄芪建中汤加味：黄芪、桂枝、芍药、当归、牛膝、续断、甘草。

[《河北新医药》（3）：13，1972]

11. 脉络痹阻证用脱疽汤加减：当归、黄芪、赤芍、丹参、鸡血藤、桂枝、红花、桑枝。血瘀化热证用顾步汤加减：黄芪、党参、当归、石斛、牛膝、金银花、鸡血藤、红花。热毒壅滞证用四顾汤加减：金银花、玄参、石斛、生甘草、土茯苓、生黄芪、党参、当归、牛膝、鸡血藤、红花。湿热瘀结证用：黄柏、苍术、牛膝、当归尾、赤芍、海藻、昆布、黄药子、乌梢蛇、鸡血藤。

[《江苏医药》（1）：34，1975]

12. 通脉汤　黄芪、鸡血藤各 30g，当归、赤芍各 15g，牛膝 12g，桂枝、川芎、桃仁、红花、山甲（现为受保护动物，需用替代品）、血竭、乳香、刘寄奴各 10g。

[《西安医学院学报》（2）：85，1976]

13. 阳虚寒湿期（局部缺血期）用脱疽饮：丹参、黄芪、当归各 30g，赤芍 15g，牛膝 12g，桂枝 10g，熟附子 6g。气滞血瘀期（营养障碍期）用顾步汤：生黄芪、党参、金银花、当归各 30g，石斛 15g，牛膝 12g。阴虚热毒期（坏死期）用四妙勇安汤：金银花、玄参、当归各 30g，甘草 15g。

[《山东省中西医结合治疗血栓闭塞性脉管炎经验交流座谈会
资料汇编》1976]

14. 阴寒型用桂附汤加味：肉桂、熟附子、炮姜各 15g，丹参、牛膝各 90g，当归、红花各 30g，桃仁、甘草各 10g。

气滞血瘀型用当归活血汤加味：当归、红花、鸡血藤、三棱、莪术、赤芍、丹皮各 30g，丹参、牛膝各 90g，水蛭、土鳖虫、地龙各 15g，桃仁、甘草各 10g。

湿热下注型用四妙勇安汤加味：金银花、丹参、牛膝、毛冬青、败酱草各 90g，土茯苓、薏苡仁、黄柏、苍术、三棱、莪术各 30g，地龙、土鳖虫各 12g，木瓜 24g，甘草 10g。

热毒型用银花解毒汤加味：金银花、连翘、紫花地丁、蒲公英各 60g，丹参、牛膝各 90g，板蓝根、当归、黄柏各 30g，乳香、没药、甘草各 10g。

气血两虚型用人参养荣汤加味：党参、茯神、白术、当归、白芍、柏子仁、枸杞、石斛、红花各 30g，丹参、牛膝各 90g，肉桂、桃仁、甘草、五味子各 10g，远志 15g。

（《山东省中西医结合治疗血栓闭塞性脉管炎经验交流座谈会资料汇编》1976〕

15. 虚寒型用阳和汤加减：鸡血藤、当归各 30g，丹参 15g，熟地黄、党参、黄芪各 12g，肉桂 3~10g，熟附子 10~60g，白芥子、干姜、淫羊藿、仙茅各 10g。血瘀型用血府逐瘀汤加减：鸡血藤、王不留行各 30g，红花、益母草各 15g，党参 12g，桃仁、黄芪、赤芍、枳实、桔梗、巴戟天、淫羊藿各 10g。热毒型用活血解毒汤加减：鸡血藤、王不留行、板蓝根各 30g，金银花 15~30g，益母草、蒲公英、紫花地丁各 15g，赤芍、红花、延胡索、乳香、没药各 10g。气血两虚型用补血回阳汤加减：鸡血藤、王不留行各 30g，熟地黄、党参、茯苓各 12g，白芍、白术、黄芪、巴戟天、淫羊藿各 10g，肉桂 3~15g，熟附子 10~30g，炙甘草 6g。

〔《新医学》(1)：8，1977〕

16. 虚寒型用温经回阳通瘀汤：当归 45g，熟地黄、甘草各 30g，鹿角 60g（先煎），细辛、赤芍、白芍、淡附子各 15g，川桂枝、党参、怀牛膝、木瓜各 18g，炮姜、红花各 9g。寒湿型用温经导湿通瘀汤：川桂枝 24g，鸡血藤 30g，生薏苡仁 60g，独活、当归、黄柏各 12g，赤芍、白芍、苍白术、淡附子各 15g，怀牛膝、泽泻、木瓜各 18g，生姜、红花各 9g，细辛 6g。毒热型用滋阴解毒汤：金银花 90g，当归、生地黄、蒲公英、玄参各 45g，怀牛膝 18g，川石斛、甘草各 30g。

[《全国中西医结合治疗血栓闭塞性脉管炎经验交流学习班
资料汇编》（济南）1971]

17. 通塞脉Ⅰ号　当归、党参、黄芪、石斛、玄参、金银花、牛膝、甘草。

[《新医学》（6）:288,1980]

二、熏 洗 疗 法

熏洗疗法是利用中药煎汤，乘热在皮肤或患部进行熏蒸和浸浴的一种治疗方法。

（一）熏洗疗法的特点

熏洗疗法在临床上的应用深受人民群众的欢迎，这与其具有的特点和独特的治疗作用是分不开的。总结临床应用熏洗疗法的经验，主要具有以下特点。

1. 应用范围广泛　目前，熏洗疗法主要应用于外科疾病、周围血管疾病、骨科疾病和皮肤科疾病等。今后，随着临床经验的积累，临床外科中应用熏洗疗法的范围还会日益扩大，受到重视。

2. 疗效显著、独特　对外科疾病、骨科疾病和皮肤科疾病等治疗时，或应用内服药物疗效不够满意时，使用熏洗疗法则有独特的治疗功效，往往见效迅速，疗效显著。如急性下肢深静脉血栓形成，结合应用活血消肿洗药、硝矾洗药熏洗热罨患肢，可以更快消除瘀血、消肿。如能与其他外治疗法相结合应用，同时用中西医结合治疗，则疗效更为显著。

3. 安全可靠，副作用少　熏洗疗法是在人体局部或患处进行治疗，便于临床观察，可以根据病人的具体情况掌握应用，一般比较安全可靠，很少发生副作用，因而病人乐于接受治疗。仅有个别病人应用活血止痛散、活血消肿洗药熏洗时，发生过敏现象，如皮肤发痒、起红色小丘疹，但只要暂时停止用药，或更换其他熏洗药物，就可以自行消失，很快恢复正常。

4. 易学易用，容易掌握　熏洗疗法易学易用，容易掌握，一般进行短时间学习，在熟悉熏洗疗法的种类及其应用方法，了解常用药物和方剂的治疗作用及其适应证之后，就可以进行临床治疗。

5. 经济简便，易于推广　熏洗疗法经济简便，不需要特殊的医疗设备，不论在城市、农村、工矿、山区都可以推广应用。一些常用药可就地取材，节药省钱，减轻病人的经济负担。

（二）熏洗疗法的作用原理

熏洗疗法的药物治疗作用，主要取决于外治药物种类。由于熏洗时所用外治药物和方剂的不同，药物在局部病变的作用也就完全不同。

1. 解毒消肿，促使内消　外科急性化脓性感染疾病，初起局部红肿热痛，炎症浸润比较明显，气血瘀滞、热毒壅盛而未破溃者，应用解毒消肿的方药熏洗，如疔毒洗药、溻肿升麻汤、解毒洗药、葱归溻肿汤等宣通行表、宣散肿毒、解毒散瘀，使充血局部血液循环加快，新陈代谢旺盛，增加白细胞的吞噬活动功能，促进局部炎症渗出物吸收，促使内消。《证治准绳》谓："淋洗之功，痈疽初发，则宣拔邪气，可使消退。"

2. 收束肿毒，促使成脓　急性化脓性感染疾病，局部红肿热痛明显，欲成脓时应用解毒消肿的方药熏洗患部，能够收束炎症肿毒，使炎症局限化，早日形成脓肿，便于排脓引流。

3. 消毒杀菌，祛腐生肌　急性化脓性感染疾病已溃破流脓，脓液多及有坏死组织；慢性肢体动脉闭塞性疾病，肢体湿性坏疽，以及慢性溃疡继发感染等疾病，可应用清热解毒的方药，如用解毒洗药、四黄洗药等煎汤洗涤或浸泡患处有消毒杀菌、祛腐生肌、清洁创口的良好功效，能清除脓液和细菌，促使坏死组织脱落，有替代清创的作用。

4. 生肌收口，促进创口愈合　急性化脓性感染疾病已溃脓，疮面干净，脓液很少，或慢性溃疡，创口久不愈合者，应用溃疡洗药、润肤洗药，煎汤乘热浸泡患处，既可消炎杀菌，清洁疮面，减轻感染，同时又可改善局部血液循环，促进肉芽组织和上皮组织生长，而使疮面迅速愈合。

5. 活血通络,行气止痛　软组织损伤或骨折愈合后遗留症状,瘀血肿痛,关节僵硬,肌腱粘连,肌肉萎缩,关节及肢体活动障碍;慢性肢体动脉闭塞性疾病,肢体缺血、瘀血、紫红、瘀斑、疼痛;周围静脉疾病(下肢静脉回流障碍和血液倒流性疾病),肢体瘀肿,胀痛,皮肤纤维性硬化;淋巴管阻塞回流障碍,发生淋巴水肿,肢体粗肿增厚等,这些都是血瘀证疾病,可应用活血通络、行气止痛的方药。如活血止痛散、活血消肿洗药等煎汤乘热熏洗患肢,具有明显的活血通络、行气止痛作用:①促进患肢侧支循环的建立,扩张血管,缓解血管痉挛,改善患肢缺血状态;②促进患肢静脉血液回流,消除肿胀,改善患肢瘀血状态;③促进患肢淋巴管回流和淋巴管建立,消除淋巴水肿,改善患肢软组织增厚和皮肤纤维性硬化等;④缓解患肢皮肤、肌肉、肌腱及韧带的紧张、强直,松解粘连,使关节及肢体的活动能早期恢复。

6. 祛风燥湿,杀虫止痒　对神经性皮炎、银屑病、荨麻疹、慢性湿疹、皮肤瘙痒症等疾病,可应用祛风、止痒、燥湿的方药,如祛风洗药、止痒洗药、燥湿洗药等熏洗患处或全身洗浴,皮肤逐渐恢复正常。

(三) 分期熏洗治疗

根据病情发展不同阶段的临床表现,给予相应的外洗药物治疗。中药熏洗可使药物直接作用于局部患肢,通过皮肤吸收、经络调节、脏腑输布等而发挥全身调节作用,其优点是疗效确切、方法简便、安全性高。

1. 早期(第一、二期)病人,患肢持续性固定性疼痛、麻木,伴皮色潮红、紫红,或恢复阶段患肢遗留症状、肿胀和关节活动功能障碍者,用活血消肿洗药、活血止痛散熏洗患肢。

2. 患肢发凉、怕冷明显,触之冰冷,遇寒冷症状加重者,肢端皮色苍白或潮红,用温脉通洗药、回阳止痛洗药熏洗患肢,也可用二号洗药熏洗。

3. 患肢发生溃疡或坏疽继发感染,已经局限稳定,创口脓多及有坏死组织,局部红肿疼痛者,可用四黄洗药、解毒洗药熏洗患处,并将创口没入药汤内浸洗。熏洗后,应根据创口情况进行换药。

4. 患肢形成慢性溃疡,肉芽苍白或灰淡,长期不愈合时,应用溃疡洗药熏洗,熏洗后再常规换药。

应用熏洗疗法可促进患肢侧支循环的建立,改善患肢血液循环,能使患肢发凉、疼痛减轻,肿胀消退,皮肤颜色改善或恢复,并有消炎祛腐、清洁创口作用,以促进创口愈合。但对已经闭塞的动脉无效,虽经长期熏洗也不能使闭塞的动脉恢复正常。

(四)熏洗疗法的种类

1. 溻渍法 将药物装在纱布袋内缝好或扎好,放在砂锅或搪瓷盆内,加水,煮开以后,再继续煮 10~30 分钟。然后将药袋取出,再把药汤倒入盆中,或用原来的搪瓷盆也可,于盆上放置带孔横木架,将患肢放在横木架上进行熏洗。外盖布单或毛巾,不使热气外透,待药汤不烫人时,再用消毒纱布或干净毛巾,蘸药汤或用药袋热渍患处,稍凉时再换热药汤,连续乘热溻渍患处。

2. 淋洗法 将药物放在砂锅内,加水煎汤,过滤去渣后,乘热装入小喷壶内,不断地淋洗患处,或用消毒纱布蘸药汤连续淋洗患处。在淋洗时,并可轻轻按摩伤口四周,并用镊子持消毒棉球拭蘸伤口脓液,将脓液及坏死组织淋洗干净。淋洗后,根据伤口情况进行常规换药。

3. 熏洗法

(1)全身熏洗法:将药物用量加倍,煎汤倒入浴盆里,进行全身沐浴。或把药汤倒入大木桶或大水缸内,桶内放一小木凳,高出水面10cm 左右,病人坐在小木凳上,用布单或毯子从上面盖住(仅露头部在外面),勿使热气外泄,待药汤不烫人时,取出小木凳,病人再浸于药汤内沐浴,以出汗为度。熏洗完毕后,擦干全身用浴巾盖住,卧床休息,如能稍睡片刻更好,待消汗以后,再穿好衣服。

(2)局部熏洗法:

1)手熏洗法:把煎好的药汤乘热倒入盆内,将患手架于盆上,进行熏蒸,外以布单将手连盆口盖严,不使热气外泄,等到药汤不烫人时,可把患手或腕部与前臂浸于药汤中进行洗浴。

2)足熏洗法:把煎好的药汤倒入木桶内,桶内安置一小木凳,略高出水面,病人坐在椅子上,将患足放在小木凳上,用布单将腿及桶口盖严密,进行熏蒸,待药汤不烫人时,取出小木凳,把患足及小腿浸于药汤中泡洗。根据病情需要,药汤可浸至踝关节或膝关节附近。

3）坐浴法：把煎好的药汤乘热倒入盆内，盆上放置带孔横木架，病人暴露臀部坐在木架上，进行熏蒸。待药汤不烫人时，拿掉横木架，臀部浸于盆中泡洗。也可用坐浴椅，先把盆放在椅下进行熏蒸，后将盆移至椅上坐浴。

4. 热罨法　热罨法类似现代的热湿敷法，根据患病部位不同，治疗应用时有以下几种方法：

（1）将煎好的药汤乘热倒入盆内，用消毒纱布7~8层或干净软布数层蘸药汤乘热摊放患处，另用1块消毒纱布不断地蘸药汤淋渍患处，使摊敷在患处的纱布层得以保持一定的湿热度，持续淋渍热罨。

（2）将煎好的药汤乘热倒在盆内，用消毒纱布或软布蘸药汤，稍微拧一下（不要太干），再折叠数层，乘热敷在患处，两手轻轻旋按片刻，稍凉再换，如此连续操作。

（3）手足部疾患，如换药时已包扎好敷料者，可以不解去敷料，将患部直接浸入药汤内热洗，每次约1小时，取出后让其自干，每日可浸洗3~4次。这样湿热敷可以持续较长时间，而且可省去换药步骤。

（4）将药物研成粗末装入布袋内，扎紧袋口，放入搪瓷盆内加水煎汤，乘热熏洗，并取出药袋，带汤乘热在患处进行湿热敷，这样溻洗与热罨连续交替应用。

热罨法主要用于软组织损伤，以及肢体功能障碍者，也适用于急性化脓性感染疾病还未溃破者。使用时应注意消毒灭菌。

（五）操作方法

1. 熏洗疗法所用的器具

（1）浴盆：全身熏洗用。

（2）木桶：大小木桶若干个。大木桶用于全身熏洗，小木桶用于四肢手足熏洗。

（3）水缸：没有浴盆、木桶时，可以家庭用的水缸代替。

（4）小喷壶：淋洗患处用。

（5）电炉或火炉：煎煮药物用。

（6）砂锅或搪瓷锅：煎煮药汤用，也可用搪瓷脸盆代替。

（7）小木凳或带眼孔木架：熏洗时放置患肢用。

（8）纱布垫或布垫：热罨患部用。

（9）布巾或毛巾：用于蘸药汤溻渍淋洗患部，或熏洗后擦干身体。

（10）布单或毯子：在熏洗时，围盖浴盆，不使药物蒸气外透。

（11）消毒换药设备：消毒纱布、干棉球、碘酒棉球、乙醇棉球、龙胆紫（甲紫）、消毒镊子、换药碗，以及常用中药膏、散等，供熏洗后伤口换药用。

2. 熏洗前的准备

（1）应用熏洗疗法时，应先向病人说明熏洗疗法的优点、操作方法及注意事项，使病人对熏洗疗法有正确认识，以便充分调动病人的积极因素，使之与医务人员互相配合，坚持治疗，战胜疾病。

（2）熏洗前，将所用的器械、物品准备完善。在冬季熏洗时，应注意保暖。将药物用纱布包扎好，放入砂锅或面盆内，加水煮沸20~30 分钟，或煎好药汤后过滤去渣，药汤的多少应视熏洗的部位而定，局部熏洗所用药汤量较少，全身熏洗药汤量就要多些。

（3）熏洗部位有伤口时，应事先做好换药的准备工作。

（4）病人的两手和患部，在熏洗前应先用温开水洗干净。

（5）洗浴前应嘱病人排空大小便。

3. 操作程序

（1）将煎好的药汤倒入浴盆或木桶内，先进行熏蒸，待药汤不烫人时，再浸洗患部。根据病人的病情和发病部位的不同，可采用溻渍、淋洗、淋浴、坐浴和热罨等不同的方法进行熏洗。

（2）熏洗伤口时，浴盆及其他用具均须无菌，并注意保持无菌操作，不要用手接触敷布和伤口。应先取下敷料（特别是油性药膏敷料），按换药方法擦净伤口，再进行熏洗。熏洗完毕后，用消毒纱布擦干患处，根据伤口情况进行换药。

（3）熏洗完毕后，用干毛巾擦干患部或全身，如为全身沐浴应换穿干净衣服，盖好被毯卧床休息 30 分钟。

4. 治疗的时间与疗程　临床上应用熏洗疗法，一般每日 2 次，每次 0.5~1.0 小时，以 15~30 日为 1 个疗程。如进行全身熏洗时，每日可用两剂洗药煎汤洗浴,洗浴时间可适当延长,以全身发汗并有舒适感为度。

5. 熏洗时的注意事项

（1）冬季熏洗时应注意保暖,夏季熏洗时要避风。全身熏洗后皮肤血管扩张,血液循环旺盛,全身温热出汗,必须待汗解和穿好衣服后再外出,以免感受风寒发生感冒等。

（2）药汤温度要适宜,不可太热,以免烫伤皮肤;也不可太冷,以免产生不良刺激。如果熏洗时间较久,药汤稍凉时须再加热,这样持续温热熏洗,才能收到良好的治疗效果。

（3）夏季,要当日煎药当日使用,汤药不要过夜,以免发霉变质,影响治疗效果和发生不良反应。

（4）在全身熏洗过程中,如病人感到头晕不适,应停止洗浴,卧床休息。

（5）如熏洗无效或病情反而加重者,则应停止熏洗,改用其他方法治疗。

（六）熏洗疗法的适应证和禁忌证

熏洗疗法对外科疾病等有良好效果,但不是所有的症状都可以应用熏洗疗法,而是有一定的适应证与禁忌证。对某些疾病症状,熏洗仅是一种辅助疗法,应中西医结合治疗才能取得疗效。

1. 适应证

（1）肢体温度、感觉异常:血栓闭塞性脉管炎病人的患肢出现发凉、怕冷,对外界寒冷刺激十分敏感,这是常见的早期症状。随着病情的发展发凉的程度也随之加重,患肢(趾,指)末梢神经受缺血影响,可出现胖胀感、针刺感、奇痒感、麻木感、烧灼感等异常感觉。

（2）静息痛和间歇性跛行:疼痛是最突出的症状。早期因血管壁炎症和周围组织的末梢神经受到刺激引起,一般并不严重。以后因动脉阻塞造成缺血性疼痛,其程度不等,轻者休息后可消失或减轻,行走或活动后疼痛复现或加重,称之为间歇性跛行。

（3）皮肤营养障碍征:肢体因缺血引起的营养障碍表现,包括皮肤干燥、脱屑、皲裂、出汗减少或停止;趾背、足背及小腿汗毛脱落,趾(指)甲增厚干燥、变形、生长缓慢或停止;小腿肌肉松弛、萎缩;趾

（指）皱缩、变细。

（4）溃疡和湿性坏疽：肢体严重缺血，最终发生溃疡和坏疽。

2. 禁忌证　有下列情况者，不适宜应用熏洗疗法。

（1）肢体坏疽处于发展阶段，而未局限稳定者。

（2）肢体干性坏疽。

（3）熏洗引起肢体创口疼痛加重者。

三、针刺疗法

针刺治疗血栓闭塞性脉管炎有一定效果。南京市立第一医院（1959 年）针刺治疗本病 3 例均痊愈。其中 1 例属早期效果好；2 例血液循环障碍，出现坏死，针灸治疗时间较长。针灸治疗后，病人肢体麻木、疼痛、发凉消失，颜色好转。可根据病变部位循经取穴。

（一）体针疗法

运用不同的针具，通过一定手段，刺激人体特定部位（腧穴），以防治疾病的方法。

【取穴】上肢：曲池、内关、合谷、后溪、尺泽、曲泽、少海、外关。

下肢：足三里、三阴交、阳陵泉、阴陵泉、复溜、太溪、悬钟、血海。

【方法】得气后，强刺激，留针30分钟，每次取2~4穴，每日1次，15~30 次为 1 个疗程。

（二）耳针疗法

耳针法是指采用针刺或其他方法刺激耳穴，以诊断防治疾病的一类方法。耳针法以耳穴为刺激部位，耳穴是指分布在耳郭上的一些特定区域。耳针法治疗范围较广，操作方便，对疾病诊断也有一定的参考价值。

【取穴】内分泌、肾上腺、交感、皮质下、肾、肺、脾、肝、热穴等。

【方法】取穴时先探及压痛点或敏感点，进针要稳、准、快，留针4~8 小时，每日 1 次，10~12 次为 1 个疗程，休息 5~7 日后，进行下 1 个疗程。

（三）电针疗法

电针疗法是在毫针针刺得气的基础上，应用电针仪输出接近人体生物电的微量电流,通过毫针作用于人体一定部位,以防治疾病的一种疗法。

【取穴】上肢:曲池、内关、合谷、中渚、间使、外关、后溪。

下肢:足三里、三阴交、阳陵泉、阴陵泉、委中、血海、飞扬、太溪、太冲、丘墟。

【方法】每次选用 3~4 个穴位,进针得气后连接电针仪,频率以快为佳,强度以病人能接受为宜,每日或隔日 1 次,每次治疗 20~30 分钟,10 次为 1 个疗程,休息 1 周再进行下 1 个疗程。

四、维生素 B_1 穴位注射疗法

1962 年以来,尚老应用维生素 B_1 穴位注射治疗血栓闭塞性脉管炎,通过临床实践,体会穴位注射具有强壮身体、缓解症状、促进创口愈合的良好作用。具体应用方法介绍如下:

(一) 治疗方法

1. 器械准备　注射器 2~5ml,注射针头 16~25 号,以 18 号为适宜。碘酒、乙醇及消毒棉棒,穴位皮肤消毒用。

2. 操作程序

(1) 将注射药液抽入针筒内,备用。

(2) 调整病人体位,应根据所取穴位部位不同灵活掌握,一般多采取卧位。

(3) 取穴:下肢取足三里、三阴交、悬钟等穴;上肢取曲池、内关、外关等穴。

(4) 所取穴位皮肤,用碘酒、乙醇常规消毒。

(5) 施术者用左手拇、示二指固定穴位皮肤,右手持注射器垂直快速穿过穴位皮肤,当病人有感应时,即固定针头,抽吸针筒,如无回血,再缓慢注入药液,完毕后轻快将针拔出,揉按针孔片刻。

(6) 穴位注射结束后,应让病人休息 15~30 分钟,感应消退后,再行走活动。

3. 穴位注射次数与疗程　维生素 B_1 100mg,取左右穴位每次交替轮流注射,每日 1 次,以 30 次为 1 个疗程。每个疗程结束后,可休

息 1~2 周,再根据病情考虑是否继续治疗。

临床上发现,如每日固定穴位注射药液,10 日后穴位处就出现小的硬性结节,此时穴位感应减弱,疗效逐渐减退,这是经过多次穴位注射的刺激而引起穴位纤维组织增生,并形成瘢痕所致。这些变化,对穴位和药物的特异性都能产生影响,因此为了维持穴位和维生素 B_1 的治疗作用,应采取左右穴位交替轮流注射方法,或将穴位分组,每一个疗程取 2 个穴,当一个疗程结束后,再换用另一组穴位,交替轮流应用。

(二)作用原理的探讨

维生素 B_1 穴位注射疗法,它不是单纯的药物作用,而具有针刺、药物和经络等数重作用。临床观察,经维生素 B_1 穴位注射后,创面肉芽组织逐渐增生,从暗红色或淡红色之不健康肉芽组织,转变为鲜红色正常肉芽组织,脓性分泌物也随之减少,尤其突出的是上皮组织生长爬行极为迅速,而使创面迅速愈合,同时能缓解症状,使患肢麻木、酸胀、疼痛减轻或消失。说明维生素 B_1 穴位注射,能强壮身体,调节机体平衡,促进机体的新陈代谢过程和局部组织细胞的代谢功能,改善神经营养状况,从而增强了局部组织细胞的抗感染能力,促进组织的再生和愈合过程。同时,通过经络上的穴位注入维生素 B_1 药液后,可沿经络扩散、渗透,更能激发经络的作用,疏通经络,运行气血,促进经络的调节活动功能,改善局部组织营养和全身功能,而使创口愈合和症状消失。尚老在 1978 年曾见到 1 例血栓闭塞性脉管炎病人,两下肢发凉、麻木、疼痛,服阳和汤加味治疗有良好效果,但右足蹞趾麻胀酸痛反复出现,并从蹞趾端沿足太阴脾经循行路线向上传导至血海穴,在血海穴有过敏压痛点,按压血海穴时,右足蹞趾可出现麻痛现象。应用维生素 B_1 100mg 取右血海穴、三阴交穴注射(每日 1 次)10 次后,上述症状完全消失。这种特殊罕见的临床现象,很符合中医学的经络学说,但应用现代医学理论还难以完全阐明。

(三)注意事项

1. 所取穴位要准确。当针刺入穴位注射药液时,病人是否有感应与治疗效果有密切关系。准确的穴位部位,感应强烈,扩散的范围广泛,甚至能扩散到远方,效果显著;不准确的穴位部位,感应就小,或者不产生任何感应现象,效果较差。因此,当针刺入穴位后,如病人无感应,就必须寻找使其出现感应,尚老临床上应用的有两种手法。①雀啄法:左手固定穴位皮肤,右手持注射器轻微短促地上下抖动针头,一般能出现感应。②进退法:左手固定穴位皮肤,右手持注射器将针头稍微向外退出一点,或将针头退至皮下,然后再缓慢进针找感觉,可多次退针,向不同的方向缓慢进针,以病人出现感应为度。

2. 穴位注射的深浅度,应以穴位所在解剖部位为准,应以病人有感应为标准。

3. 如患肢严重血液循环障碍,或肢体有肿胀时,不适宜在患肢穴位注射,以免发生感染和坏疽。

4. 取内关穴注射时,应选用小号细针头,以免刺激和挫伤正中神经,发生正中神经麻痹。应用维生素 B_1 内关穴注射,尚老曾见到 2 例发生正中神经麻痹,后经治疗逐渐痊愈。

5. 应防止将维生素 B_1 药液注入血管内,如取三阴交穴(有胫后动、静脉通过)注射时,有可能穿入血管,或穿破血管发生出血。

五、辅 助 疗 法

(一) 药物穴位注射疗法

1. 取穴　下肢取足三里、三阴交、悬钟等穴;上肢取曲池、内关、外关等穴。

2. 药物

(1) 丹参注射液 4ml 穴位注射。

(2) 当归注射液 4ml 穴位注射。

(3) 山莨菪碱(654-2)注射液 10~20mg 穴位注射。

(4) 川芎嗪注射液 40mg 穴位注射。

以上药物均取 2 个穴位交替轮流注射(多取患侧肢体穴位),每日 1~2 次,15~30 次为 1 个疗程。

(二) 解除血管痉挛,促进血管扩张

1. 西洛他唑(培达)50~100mg,口服,每日 2 次。

2. 烟酸 50~100mg,口服,每日 3 次。

3. 己酮可可碱缓释片 400mg,口服,每日 3 次。

4. 2.5% 硫酸镁溶液 100ml 静脉滴注,每日 1 次,15 次为 1 个疗程。

5. 安步乐克(盐酸沙格雷酯)100mg,口服,每日 2 次。

6. 罂粟碱 30~60mg,口服或皮下注射,每日 3 次。因有成瘾性,不能长期应用。

7. 山莨菪碱(654-2)20~40mg 溶于生理盐水 250ml 中静脉滴注,每日 1 次,连续 10 日或 2 周为 1 个疗程。或口服 654-2 片 20~30mg,每日 3 次。可解除微血管痉挛、激活微血管自律运动、减少渗出、降低血液黏稠度等,但有口干、皮肤潮红、心慌、腹胀、视物模糊等副作用。

(三)丹参注射液静脉滴注疗法

丹参注射液(每毫升含生药 2g)10ml 加入 5% 葡萄糖溶液 500ml 内静脉滴注,每日 1 次,15 次为 1 个疗程,可应用 1~2 个疗程。

据尚老临床观察,以中西医结合辨证论治活血化瘀内服中药治疗的同时,应用丹参注射液静脉滴注和紫花丹参注射液穴位注射,对流通血脉、改善肢体血液循环有更明显效果,缓解或消除症状较快,缩短疗程,同时对控制血管炎症有一定作用。初步研究,血栓闭塞性脉管炎病人血液黏稠度增高,当应用活血化瘀治疗,如内服活血通脉饮和丹参注射液静脉滴注,随着病人肢体血液循环改善,症状缓解或消失,而血液黏稠度下降,红细胞、血小板电泳时间缩短。

(四)疏血通注射液静脉滴注疗法

疏血通注射液 6ml 加入 5% 葡萄糖溶液或是 0.9% 氯化钠溶液 250ml 内静脉滴注,每日 1 次,15 次为 1 个疗程,可应用 1~2 个疗程。

(五)前列腺素 E(PGE_1)静脉滴注疗法

前列地尔注射液 20μg 加入盐水 100ml 慢速静脉滴注或加入生理盐水 20ml 静脉推注,10~14 日为 1 个疗程。

(六)抗生素

一般不使用抗生素,在肢体坏疽继发感染(热毒炽盛型),以及施行手术时,则应选用有效抗生素。可根据创口脓液细菌培养和药敏试验的结果,选用有效抗生素。

(七) 支持疗法

对严重肢体坏疽激发感染的病人,应给予富有营养的饮食,大剂量维生素 B_1、维生素 C;不能进食者,应静脉输液,注意发生低血钾,纠正水与电解质的平衡紊乱;对于重危病人或继发严重贫血者,应给予输血。这对增强机体的抗病能力,促进疾病的痊愈,都是十分重要的治疗措施。

(八) 激素应用

热毒型脉管炎,发热,出现毒血症状,或病情处于急性发展阶段,在辨证使用中药治疗和使用抗生素的同时,可应用氢化可的松 100mg 或地塞米松 5mg 静脉滴注,每日 1 次;也可用泼尼松 10mg,口服,每日 3 次。以便在短期内控制感染,缓解中毒症状,消除急性血管炎症。但在一般情况下不宜使用激素。

(九) 动脉注射方法

1. 股动脉注射方法 病人取仰卧位,患肢下肢外展、外旋位。于腹股沟韧带中点下方 2~3cm,股三角区,扪及股动脉搏动最明显处,即为动脉穿刺点。局部皮肤用 2% 碘伏消毒 2 遍,施术者的手指固定皮肤和股动脉,从搏动最明显处进针,一般选用静脉输液针头,见有鲜红搏动性回血后,注入药液。拔出针头后需要压迫针孔 20 分钟,病人需要平卧 30 分钟。

2. 肱动脉注射方法 病人取仰卧位,患侧手臂外展 45°,在肘横纹内侧上端 2cm 处,扪及肱动脉搏动最明显处,即为穿刺点。施术者的手指固定皮肤和肱动脉,从搏动最明显处进针,一般选用静脉输液针头,见有鲜红搏动性回血后,注入药液。拔出针头后需要压迫针孔 20 分钟,病人前臂需要制动 30 分钟。

3. 常用药物及疗程

(1) 川芎嗪动脉注射疗法:0.9% 氯化钠溶液 20ml,加入川芎嗪注射液 40mg,或同时加入 654-2 10mg,患肢股动脉或是肱动脉注射,每日或是隔日 1 次,7~10 次为 1 个疗程。扩张血管,改善微循环,缓解症状。

(2) 前列腺素 E_1(前列地尔注射液)动脉注射疗法:0.9% 氯化钠

溶液 20ml,加入前列地尔注射液 10μg,患肢股动脉或是肱动脉注射,每日或是隔日 1 次,7~10 次为 1 个疗程。促进肢体侧支血管的建立,延长跛行距离,缓解症状。

（3）尿激酶动脉注射疗法:0.9% 氯化钠溶液 20ml,加入尿激酶 10 万~30 万单位,患肢股动脉或是肱动脉注射,每日或是隔日 1 次,7~10 次为 1 个疗程。对急性缺血期或是伴有动脉血栓形成有较好疗效。

（4）罂粟碱动脉注射疗法:0.9% 氯化钠溶液 20ml,加入罂粟碱 30mg,患肢股动脉或是肱动脉注射,每日或是隔日 1 次,7~10 次为 1 个疗程。有较好的止痛作用。

（5）地塞米松磷酸钠注射液动脉注射疗法:0.9% 氯化钠溶液 20ml,加入地塞米松磷酸钠注射液 5mg,患肢股动脉或是肱动脉注射,每日或是隔日 1 次,3 次为 1 个疗程。对严重肢体疼痛有较好的缓解作用,尤其是血管炎症期。

4. 注意事项　注意穿刺准确,一次成功,固定针头的手指要保持不动,防止针头从动脉管腔内脱出,注射完成后一定要按压针孔,防止出血局部形成硬结。

六、疼痛的原因与处理

血栓闭塞性脉管炎病人的肢体疼痛是最突出的症状,尤其是肢体发生溃疡或坏疽者可出现剧烈疼痛。因此,应采取有效措施以控制疼痛,使病人顺利度过这个阶段。据尚老临床体会,病人在坚持中西医结合治疗 1~3 周后,则肢体疼痛自然缓解,以后疼痛逐渐消失。临床上应根据发生疼痛的不同原因进行正确的处理。

（一）缺血性疼痛

缺血性疼痛是由肢体血液循环障碍,发生营养障碍改变所致。多见于趾（指）部疼痛,夜间疼痛加重,当肢体缺血严重时,则疼痛更为明显。

处理:①内服中药;②应用熏洗疗法;③使用血管扩张药物等;④丹参注射液或当归注射液穴位注射。

（二）血管痉挛性疼痛

在血管闭塞性脉管炎的发病过程中，可发作血管痉挛现象，突然出现肢体阵发性疼痛，患肢冰凉、出冷汗，呈苍白色，发作过后症状逐渐缓解。

处理：①内服中药；②针刺疗法；③使用血管扩张药物，用25%硫酸镁10ml，加25%葡萄糖液40ml、维生素C 250~500mg，缓慢静脉注射；④1%利多卡因或是普鲁卡因10~20ml，加维生素B_1 100mg，作患肢股动脉周围封闭。

（三）缺血性神经疼痛

缺血性神经疼痛是由肢体严重缺血和营养障碍改变，而发生缺血性神经炎所致。肢体常出现针刺样或触电样疼痛，向肢体远端放射，肢体上可有大小不等的麻木区，感觉、痛觉迟钝或消失。

处理：①内服中药汤剂和温经通络丸；②针刺疗法；③由于缺血性神经痛多见于下肢，可应用维生素B_1 100mg和维生素B_{12} 100μg，取患肢足三里、三阴交、阳陵泉、悬钟等穴位交替轮流注射，每日1次，以15~30次为1个疗程。

（四）感染性疼痛

肢体发生溃疡或坏疽继发感染，由局部感染和坏死组织的刺激可引起感染性疼痛。常在局部发生剧烈疼痛，多在夜间加重。

处理：①内服中药，以清热解毒为主，佐以活血化瘀；②全身使用抗生素；③创面外敷全蝎膏，有祛腐止痛作用，或局部用抗生素溶液湿敷；④及时手术施行坏死组织切除，可迅速缓解疼痛。

（五）异物刺激性疼痛

肢体发生溃疡或坏疽时，创口内遗留死骨、敷料干结，或局部应用刺激性药物等，均可引起局部疼痛，有时为剧烈疼痛。

处理：①及时查看创口进行处理；②创面避免使用有腐蚀性或刺激性药物；③用0.5%普鲁卡因溶液或是0.25%利多卡因溶液滴润创面，然后用无刺激性油纱布换药。

（六）常用止痛方法

血栓闭塞性脉管炎病人的止痛问题，应根据以上所述发生疼痛的不同原因进行具体分析和处理，才能取得满意效果。在一般情况下,还可根据疼痛的程度,使用以下止痛方法。

对中等度疼痛的病人:

1. 内服通脉安　每次 1 丸,每日服 2 次,或每晚服 2 丸。

2. 当归注射液穴位注射　取穴足三里、三阴交、悬钟、太溪等,每次选用 2~3 个穴位。每穴注入当归注射液 4ml,每日穴位注射 1 次。

3. 普鲁卡因穴位注射　取穴三阴交、足三里、悬钟、太溪、解溪、商丘等,每穴注入 0.5% 普鲁卡因 3ml。

4. 针刺疗法　下肢以足三里、三阴交为主,强刺激,每日或是隔日 1 次,时间为 20~30 分钟。

(七) 中药麻醉

对剧烈疼痛的病人,尚老认为应用中药麻醉控制血栓闭塞性脉管炎病人的剧烈疼痛比较理想,同时能扩张周围血管,改善肢体血液循环,有一定的治疗作用。现将尚老(1979 年)对 46 例血栓闭塞性脉管炎病人进行 103 次中药麻醉治疗观察介绍如下:

46 例均为男性住院病人。21~40 岁者 22 例,41~50 岁者 21 例,51 岁以上者 3 例。46 例均为第三期(坏死期)病人,肢体出现溃疡和坏疽。1 级坏死 17 例,2 级坏死 17 例,3 级坏死 12 例。这些病人的肢体都有不同程度的坏疽继发感染,疼痛比较剧烈。因此,均以中西医结合治疗为主,同时应用中药麻醉。

1. 中药麻醉方法

(1) 用药剂量:中麻 I 号(洋金花总碱)2.5~5mg,或中麻 II 号(东莨菪碱)1~3mg,同时每次加氯丙嗪 25~50mg。临床观察,两种制剂的效果无显著差异。

(2) 使用方法:

1) 肌内注射法:将中药麻醉和氯丙嗪混合,一次肌内注射,一般 15~45 分钟才能入睡。

2) 穴位注射法:将中药麻醉和氯丙嗪混合,取足三里、三阴交穴位注射(单侧或双侧穴)。大多数在 10~20 分钟入睡(占 58.4%),最快 3 分钟入睡,最慢 45 分钟入睡。

3) 静脉推注法:将中药麻醉和氯丙嗪混合,用生理盐水或 25%

葡萄糖溶液 10~20ml 稀释后,静脉缓慢推注。大多数在 3 分钟即可入睡,最长 15 分钟入睡。

46 例病人经 103 次中药麻醉(简称中麻)治疗,每个病人一般应用 1~6 次,平均 2.2 次。其中肌内注射 7 次,穴位注射 53 次,静脉推注 43 次。一般在晚上 9 时应用,此时病人空腹,且正好在将入睡时,可使病人安睡一夜,第二日自然清醒,合乎一般生活规律。可不使用催醒剂。一般每晚或隔日使用 1 次,使用 1~6 次,病人肢体的剧烈疼痛就可以缓解或消失。

中麻前 30~60 分钟,如病人心率超过 90 次 /min,应口服普萘洛尔 10mg。同时应根据病人的具体情况,做好中麻的准备工作。如先让病人排尿,去除口腔内假牙,取平卧低枕位,头偏向一侧等。

2. 临床观察

(1)止痛效果:46 例坏死期病人,一般都有剧烈疼痛。应用中药麻醉后,都有良好的止痛效果。病人能平卧入睡 3~5 小时者 21 例次,6~8 小时者 54 例次(占 52.4%),8~10 小时 10 例次,10~15 小时者 4 例次,不显效 14 例次。中药麻醉后,病人能平卧入睡,患肢肿胀很快消退,有利于血液循环恢复。有的病人,应用 1 次中药麻醉后,从此剧烈疼痛消失。说明中药麻醉有非常显著的止痛作用。

(2)改善血液循环情况:中麻后,患肢发凉、怕冷明显减轻,出现温热感,并逐渐向肢体远端推移,皮肤苍白、发绀颜色变为红润色。这种改善患肢血液循环情况,是在肢体剧烈疼痛缓解或消失后出现的。说明中药麻醉具有改善肢体血液循环作用。

(3)出现的副作用:中药麻醉具有良好的活血止痛作用,而且临床应用安全范围比较大,一般没有明显副作用。中麻后,病人普遍反映,由于瞳孔扩大而有视力模糊,抑制唾液分泌而有口干渴。但在 1~2 日内都能自行消失,并不影响治疗。中麻开始后,病人常有心率增快现象,一般多在 100~140 次 /min,以后逐渐恢复到正常。病人的呼吸一般都平稳。103 例次中麻治疗,无任何副作用和不适者 46 例次(占 44.7%);出现副作用者 26 例次(占 25.2%),其中 9 例次出现兴奋躁动,2 例次舌根下坠,体表包块、尿失禁、胃纳不振各 3 例次,1 例次单侧桡神经麻痹,手无意识摸动 4 例次,头晕 1 例次。31 次病人或视力模糊,或口干,或心率增快(属于药物正常的反应)。

临床观察证实,中药麻醉治疗血栓闭塞性脉管炎具有良好的活血化瘀和止痛作用,有显著的治疗效果。王嘉桔(1978年)报道,中药麻醉后,一般皮温升高1~5℃,肢体血流图有不同程度改善,可使肉芽组织生长,促进创口愈合。说明中麻具有明显的扩张周围血管、改善肢体血液循环和微循环的作用。中药麻醉后,病人一般能安静入睡6~8小时,有的病人应用1次中药麻醉后,就能使剧烈疼痛消失,这可能与中药麻醉的明显扩张周围血管、迅速改善肢体血液循环的特点有关。中药麻醉后,病人能否迅速止痛入睡,与其耐受性和氯丙嗪用量有关,与给药途径也有很大关系。应用中药麻醉肌内注射,病人需15~45分钟才入睡,时间较长。之后改为穴位注射,一般需10~20分钟入睡,时间较短。但肌内注射、穴位注射(尤其是患肢血运障碍的穴位)药液吸收比较缓慢,不能很快发挥作用,多数病人发生兴奋躁动。改为静脉缓慢推注,一般只需3分钟即可入睡,病人几乎不再发生兴奋躁动。目前,我们一般都采用静脉推注给药方法。应用几次中药麻醉后,病人对中麻的耐受性增加,可适当增加中药麻醉剂量,而氯丙嗪的剂量也应同时增加。由于病人个体差异,中药麻醉用量不足或配合使用氯丙嗪的剂量不适当,均可影响效果和出现兴奋躁动。

中麻是一种全身性麻醉,临床应用时,可出现一些副作用,应密切观察和及时处理。在中麻前做好准备工作,中药麻醉后注意观察及护理,可以避免或减少发生副作用。如中麻前病人取平卧低枕位,头偏向一侧,就可避免发生舌根下坠,堵塞呼吸道。当发生舌根下坠时,可托起病人下颌,改变头部位置后,就能即刻消失。应用中麻Ⅱ号时发生兴奋躁动,可用中麻Ⅱ号催醒剂1mg肌内注射,或用毒扁豆碱1mg静脉注射,能使躁动马上消失。临床观察,注射催醒剂后,虽然躁动消失,但病人并不醒来,仍可安静入睡一夜。追加氯丙嗪肌内注射或足三里穴位注射,对消除兴奋躁动也很有效果。尚老见到1例血栓闭塞性脉管炎下肢严重坏疽剧烈疼痛,应用中麻Ⅱ号后疼痛缓解,但病人右侧臀部、左前胸部和左手大鱼际发生3个体表包块,当体表包块逐渐消退时,出现左侧桡神经麻痹、大鱼际萎缩,经治疗观察 4 个月未能完全恢复。

七、患肢的保护与局部处理

患病后,应注意肢体的保护和处理。病人不可自行处理,以避免延误治疗,促使病情发展加重。尚老临床上见到,有的病人在足背上外贴腐蚀性膏药,或在足部封闭等注射药液后,足部发生严重坏疽继发感染,以致被迫截肢,造成终身残疾。因此,患肢的保护与局部处理十分重要,不可忽视。

(一)患肢的保护

1. 经常用温水和药皂清洗足部,然后用清洁软毛巾拭干,应除去足趾间的水湿和污垢,保持清洁干燥。禁用冷水或过热水洗脚。

2. 冬季里,应注意防寒保暖,穿着软暖合适的长筒棉袜或棉手套,尽可能少到屋外长时间停留和工作。

3. 鞋袜必须称足、舒适,大小合适,不可过紧,以免足部受压迫,影响肢体血液循环。

4. 在日常生活和工作中,要经常注意保护肢体,不要碰伤、刺伤、压伤或磨破。由于患肢血液循环障碍,轻微的外伤就可以引起溃烂、坏疽继发感染。

5. 指(趾)甲要及时修剪,并要特别留意,不要剪得过深,要齐平适当。遇到过硬或过脆的指(趾)甲,最好先用温热水浸泡软,然后再修剪。

(二)患肢的局部处理

1. 皮肤干燥 由于患肢缺血、营养障碍,皮肤松薄,弹性消失,干燥、脱屑,甚至皲裂,在寒冷季节更为明显。患肢皮肤皲裂后,容易继发感染,发生溃疡或坏疽。到冬季时,每日用温水浸泡患足 30分钟,马上擦干,外搽蛤蜊油、甘油、护肤脂或凡士林,也可外贴橡皮膏等。

2. 皮肤瘀斑 在血栓闭塞性脉管炎发病过程中,趾(指)端皮肤常出现瘀血点或瘀血斑,这是由于局部毛细血管缺氧,使毛细血管壁渗透性增加,或者由小血管被栓塞而损坏血管壁使血液外渗到组织间隙所致。说明肢体缺血(血瘀)现象比较重。经过中西医结合治疗,皮肤瘀斑一般都能自行消散吸收,可不进行处理。有个别病人瘀血斑不能吸收,逐渐发生皮肤坏死,出现皮下积液或积脓,应严格消毒,剪除坏死皮肤,引流出脓液,用玉红膏油纱布或大黄油纱布换药,多能顺利愈合。但患肢出现大片瘀血斑,多表示肢体严重缺血(血瘀重),血液循环明显障碍,往往可发生溃疡或坏疽。1988年尚老见到1例严重脉管炎病人,两侧髂股动脉闭塞,两下肢广泛散在大片状瘀斑,而后逐渐扩展、融合,发生两下肢发黑坏疽,以及臀骶部发黑坏疽,后衰竭死亡。

3. 游走性血栓性浅静脉炎 肢体出现痛性红斑结节或硬性索条状物。在中西医结合治疗的基础上,可用解毒洗药煎汤乘热渍洗患处,洗后外敷大青膏或茅菇膏,内服四虫片、散结片,用硝矾洗药热洗患处也有效果。

4. 嵌甲 由于患肢营养障碍,趾甲增厚变形,呈嵌甲样生长,容易发生甲沟炎或甲下脓肿,感染和疼痛不易消除。甲沟炎一侧有积脓时,可沿甲沟作一纵行切开,剪去趾甲,排出脓液。趾甲前端局限性小脓肿,可剪去脓肿区趾甲,暴露脓腔,使引流通畅,创口逐渐愈合。如甲下脓肿较大,或甲下全部积脓时,则应及时拔除趾甲,以免感染扩展加重,发生趾骨骨髓炎。但应在肢体血液循环改善情况下施行拔甲,否则拔甲可能引起足趾坏疽。

5. 足癣 多数血栓闭塞性脉管炎病人同时并存有足癣。可用硝矾洗药开水冲后,乘热洗泡患足,每日1次。或用止痒洗药、燥湿洗药煎汤乘热熏洗患足,洗后外搽脚气灵软膏、皮肤软膏等抗癣药膏。

八、创口的换药与处理

(一)创口的处理

血栓闭塞性脉管炎病人肢体并发溃疡或坏疽时,创口的换药与处理是一个很重要的问题,不应当忽视,应该积极采取有效措施控制病变范围的蔓延扩大,促进创口愈合,这对消除病人的痛苦、缩短疗程和提高疗效有着很重要的作用。要正确处理创口,必须经常仔细对创口进行观察,配合 X 线检查等,了解创口的发生过程和现状,了解影响创口愈合的全身因素和局部因素,从创口的整个情况进行分析,才能做出正确的判断。要注意病人肢体并发溃疡或坏疽是由于血液循环障碍的结果这个特殊性,并把握创口愈合过程的规律,就能取得处理创口的主动权。

1. 干性坏疽　可用乙醇棉球消毒,以消毒干纱布包扎,保持干燥,维持干性坏疽,当坏死组织与健康组织形成明显的分界线时,再施行坏死组织切除。

2. 湿性坏疽　创口脓多及有坏死组织时,应用抗生素溶液湿敷换药。可作创面脓液细菌培养和药敏试验。一般根据创口感染表现可大体上能区别感染的细菌种类。脓液黏稠呈黄白色为葡萄球菌感染;脓液稀薄呈乳白色或浅红色为链球菌感染;脓液黏稠而有恶臭味为大肠杆菌感染;脓液呈蓝绿色,有时创面肉芽组织有出血性坏死现象,则为铜绿假单胞菌感染。对葡萄球菌、链球菌或大肠杆菌感染,可用0.25%氯霉素溶液或0.1%杆菌肽与0.5%新霉素混合溶液湿敷;铜绿假单胞菌感染可选用0.1%庆大霉素、0.5%多黏菌素溶液湿敷,或应用磺胺米隆(甲磺灭脓)、磺胺嘧啶银盐。应用抗生素溶液湿敷换药,可交替更换抗生素种类,以防止细菌产生耐药性。如创口脓多及有坏死组织,剧烈疼痛者,可外敷全蝎膏,有祛腐止痛作用。创口脓少时,用大黄油纱布换药。创口脓很少,肉芽组织比较新鲜时,用玉红膏油纱布换药,每日或隔日 1 次,直至创口完全愈合。

目前大多数认为,血栓闭塞性脉管炎病人的创口,主要是做好清洁换药,应避免使用具有腐蚀性或刺激性的药物。

(二)影响创口愈合的原因与处理

尚老通过临床实践,对血栓闭塞性脉管炎病人的创口愈合过程进行观察,总结了影响创口愈合的局部因素与处理,现简述如下。

1. 创口用药不当　应用生肌散等中药粉常沉积于创面,影响肉芽组织增生和上皮组织生长爬行,妨碍创口的顺利愈合。

处理:换药时,应除去药痂。一般情况下,创口不宜应用中药粉。

2. 创口周围硬性痂皮形成　由于中药粉或药膏黏结于创口边

缘,形成硬性痂皮,阻碍上皮组织向创面中心生长爬行,而围绕创面边缘呈环形生长,逐渐形成高出于创面的硬性痂皮,使创口长期处于稳定状态而不能愈合。

处理:对松动的硬痂,在换药时,可用剪刀剪除;对较大而厚硬的痂皮,可用大黄油纱布或凡士林油纱布覆盖,硬痂即可软化,自行分离脱落。切不可强行撕揭,以免损伤创面肉芽组织和上皮组织,影响创口的愈合。

3. 肉芽组织过度增生　在创口愈合的后期,肉芽组织常过度增生,高出于创面,使上皮组织生长爬行覆盖创面受到限制。

处理:在换药时,应及时剪除过度增生之肉芽组织。

4. 创口异物及坏死组织存留　创口内的坏死组织,尤其是坏死的肌腱腱鞘和死骨的存留,以及在创口内经常填塞油纱布条,均能影响创口的愈合。

处理:在换药时,应及时剪除坏死组织,应采取逐渐多次剪除的方法,最后将坏死组织完全剪除。换药时应注意取出小的死骨片。临床工作中,应注意观察和正确处理创口。实际上,创口内坏死组织未清除之前,要使创口愈合是比较困难的。

5. 骨髓炎形成　尤其是坏疽足趾自行脱落,或施行单纯坏死组织切除术,有可能发生趾骨残端骨髓炎。如创口内无坏死组织存留,而创口又不容易愈合,或暂时结痂假性愈合,又重新发生溃破,有脓液或水样分泌物,此时应考虑到有趾骨残端骨髓炎存在,可行 X 线片检查,以明确诊断。

处理:施行坏骨切除手术。应将坏骨彻底切除,使创口逐渐愈合。

6. 腱鞘感染　血栓闭塞性脉管炎病人足趾溃疡或坏疽时发生化脓性腱鞘炎比较常见,应引起注意。趾部的坏疽感染,可致腱鞘、肌腱向足掌或足背部扩展,红肿疼痛,可形成脓肿,发生腱鞘、肌腱坏死,从腱鞘内流出脓液,影响创口的愈合。

处理:形成脓肿时,应及时切开引流。对创面的腱鞘感染,应将腱鞘切开引流。但必须将坏死的肌腱、腱鞘全部彻底切除,才能使创口顺利愈合。

7. 创面过大 从足背部切除前半部坏足后,足残端创面过大,或足部出现巨大溃疡,创面难以自行愈合,因而疗程较长,病人痛苦较大。

处理:当创面感染控制,肉芽组织新鲜时,应及时施行邮票状植皮术,不要延误植皮的良好时机。

此外,创口久不愈合时,要考虑到癌变的可能性。血栓闭塞性脉管炎慢性溃疡癌变甚为罕见,尚老报道从 1959 年开始临床治疗血栓闭塞性脉管炎以来,仅见到 1 例慢性溃疡癌变。临床上遇有可疑慢性溃疡癌变时,应取活组织病理检查,以明确诊断,进一步治疗。

九、手 术 治 疗

血栓闭塞性脉管炎手术处理方法的选择,应根据病人的体质强弱、肢体血液循环情况,以及坏疽的性质、范围、深浅和继发感染程度等全面加以考虑。肢体血液循环未改善,坏疽未局限,没有形成明显的分界线,继发感染未控制,如施行坏疽组织切除,可使感染扩散,或坏疽扩展加重。当肢体坏疽基本局限稳定,但继发感染未控制,全身毒血症状明显,高热、意识模糊、剧烈疼痛,又必须及时施行坏疽组织切除。在局部坏疽感染病灶清除后,病人体温很快下降至正常,全身情况迅速好转,剧烈疼痛消除。以后创口顺利愈合,因此,只有辩证地认识局部与整体的关系,才能给予正确的手术处理。

(一)单纯坏死组织切除术

1. 麻醉方法 病变在下肢,选用腰麻(蛛网膜下腔阻滞),大多数用小量腰麻(灭菌普鲁卡因 50~75mg 或是罗哌卡因注射液)。严格按腰麻操作常规进行。由第 4 或第 5 腰椎棘突间隙穿刺,将药液注入蛛网膜下腔。若两侧下肢同时手术,注药完毕可即刻让病人翻身取平卧位;若单侧下肢手术,病人向患侧卧位进行腰麻,注药后继续侧卧位 5 分钟,仅使患侧下肢阻滞。病变在上肢者,应用臂丛神经阻滞麻醉。

血栓闭塞性脉管炎发生肢体坏疽手术处理时的麻醉方法,与手术成功与否有密切关系。1965 年河北省沧州市人民医院对下肢脉管炎足趾坏疽应用小量腰麻施行切除缝合术取得良好效果。尚老从 20 世纪 60 年代开始,对足趾远端发生坏疽者,采用趾根部神经阻滞麻醉方法,施行坏死组织切除术。但在患肢局部注射药液病人痛苦大,容易引起坏死和使感染扩散,而使病情发展恶化。此后,尚老改用穴位麻醉法,取患肢三阴交、解溪、太溪、商丘、丘墟等穴,在术前 15 分钟,每穴注入 0.5% 普鲁卡因或利多卡因 3~5ml,对某些轻度足趾坏疽病例有满意效果,但对较重的足趾坏疽则麻醉效果不满意。为此,从 1965 年以后,尚老对脉管炎病人下肢坏疽施行手术时常规应用小量腰麻。尚老等(1980 年)统计应用小量腰麻对 114 例血栓闭塞性脉管炎肢体坏疽的局部处理,大部分病人用普鲁卡因的剂量为 50~75mg,共 96 例,75~100mg 的 17 例,120mg 的 1 例。因为使用的麻药剂量小,麻醉反应小,因此病人可以少量进食。其中仅有 3 例发生腰麻后反应:2 例出现头晕;1 例应用普鲁卡因 75mg,术后第 2 日头晕、恶心、呕吐。其他病例均未出现麻醉意外和并发症。由于通常采用低位小量腰麻,和以单侧蛛网膜下腔阻滞为主,因而交感神经阻滞范围较小,未曾出现血压下降等麻醉意外。腰麻应用最小量普鲁卡因 50~60mg,病人患侧下肢完全无痛,而肢体尚可活动,手术麻醉效果良好,术后肢体很快恢复。因此,尚老认为低位小量腰麻是一种简便、安全、有效的麻醉方法,适用于脉管炎病人下肢坏疽手术局部处理,值得推荐。应用低位小量腰麻要注意几点:①在第 4 或第 5 腰椎棘突间隙穿刺注药;②穿刺针宜细;③普鲁卡因用量在 50~75mg 之间;④熟练操作技术,最好一次穿刺成功。但必须严格腰麻操作技术,注意腰麻的禁忌证。

2. 手术指征　坏死组织与健康组织形成明显的分界线,坏疽已停止发展,局部感染已基本控制;或是坏疽继发感染发生化脓性腱鞘炎及深部感染,感染与坏疽未能控制,全身反应重,需要切开减张引流。

3. 手术要点　术前 3 日开始应用抗生素,术前应拍摄患部的 X 线片,以了解骨骼损害程度,为设定清创范围提供依据。术前常规准备,尤其是皮肤准备。在分界线处将坏死组织全部切除,在分界线处以利刀自关节间隙将坏死组织切除,外露骨质用咬骨钳咬除,并深入创面 0.5cm,如恰在关节部,应将关节面软骨咬除,骨残端应咬平滑,不得有骨尖,因此不可一次咬除过多,使骨质裂劈,感染严重者应将坏死的肌腱、关节囊清除,引流不畅者应扩大引流。清理完毕后,可用过氧化氢水溶液及生理盐水冲洗,创口内放置油纱条。术中注意多保留健康皮肤组织,创面较清洁者,创口可拉拢缝合 2 针,可有助于切口愈合,缩短愈合时间。切除后的骨残端须深入创面软组织内 0.5~1.0cm,便于上皮、肉芽组织包埋骨残端,使创面顺利愈合。在切断肌腱时,不可过度向外牵拉,以免切断肌腱后,肌腱回缩,将感染带往腱鞘深处。

4. 术后处理

(1)继续应用抗生素,一般在术后 1 周停用。

(2)服用清热利湿、活血化瘀中药,如四妙勇安汤加味。

(3)静脉滴注改善血液循环的药物,如丹参注射液、川芎嗪注射液、蝮蛇抗栓酶等。

(4)由于手术时已将坏死组织彻底切除,创口冲洗干净,因此术后 2~3 日再查看创口换药。感染较重的创口应及早换药,创口于术后第 2 日换药,查看创面情况,清理脓性分泌物,并行脓液细菌培养及药物敏感试验,分泌物较多的创面,可用湿敷换药。

(5)创口愈合过程中如骨残端无法包埋,影响上皮生长时,仍需再次咬除过长的骨残端,修剪高突的肉芽组织。

(6)创口久不愈合,而又无明显炎症,脓液清稀,肉芽淡白。为促进创口愈合,可给予维生素 B、维生素 C,小量输全血、复方氨基酸等也是积极的治疗措施。

在手术时机选择上,应注意两种情况,一是坏疽局限稳定,分界线清楚,应及早清除坏死组织,即使局部有轻度炎症、肿胀,也不应等到肿胀完全消退后再施行手术。因为此时的炎症反应与坏死组织分泌物刺激有密切关系,一旦清除了坏死组织,引流通畅后,炎症反应也随之消退。再者坏疽发生必然伴有细菌感染发生,组织液化产生脓性分泌物,使肌腱腱鞘极易感染,不及时引流反而使感染加重或扩展,且抗生素作用往往不佳。二是当坏疽感染恶化的表现有肢端恶臭,分界处出现脓性分泌物,坏疽范围逐渐加重,患肢疼痛不减轻等,应及时手术处理,清理坏死组织,保证引流通畅,防止坏疽进一步进展,控制炎症反应是防止恶化的重要手段。局限稳定时,应分清主要是缺血所致,还是细菌感染引流不畅,出现化脓性腱鞘炎,加重组织缺血,组织坏死与感染并存。一味等待局限稳定也是不足取的,常可见到足背部皮肤干性坏疽,而皮下组织呈湿性坏疽。因此在应用足量抗生素及改善血液循环药物后,如坏疽仍扩展,也应考虑施行坏死组织清除,重点解决分泌物的引流,使残端开放。

总之手术时机的选择,对手术的成功非常重要,对缩短疗程、减轻病人疼痛、防止恶化、保存肢体有重要意义。如果处理不当可引起感染坏疽扩展,甚至被迫截肢。同时应重视术前准备与术后的处理,积极采用中西医结合的方法改善肢体的血液供应,术前提早应用抗生素;术中严格消毒,保护健康组织,防止影响局部血运;术后正确处理创面,坚持整体治疗的原则,才会使创面顺利愈合,保证清创术的成功。

及时施行坏死组织切除,能有效解除病人的剧烈疼痛,并可促进创口顺利愈合,能比坏死组织自然脱落缩短疗程。据尚老临床体会,虽然坏死组织自然脱落创口有可能愈合,但存在一定的缺点:①疗程比较长,病人痛苦大,感染不能有效控制,剧烈疼痛不易迅速解除;②由于坏死组织存留,影响创口顺利愈合;③脱落后的骨残端容易发生骨髓炎;④脱落后的骨残端表浅,而且有锯齿状不整齐,勉强愈合后容易产生残端疼痛,并容易复发残端溃疡。

如病人足部严重坏疽,扩展到足背部,形成足前半部坏疽,经中西医结合辨证论治,施行手术将足前半部坏疽切除,足残端创口逐渐愈合,保留了肢体,使病人在农村仍然能参加重体力农业生产劳动。因此,当病人足部发生严重坏疽的情况下,应尽最大的努力保留肢体,不能轻易截肢。

据尚老的临床经验:中西医结合治疗能够促进肢体侧支循环的建立,改善血液循环,为手术局部处理创造了有利条件。根据病人的发病过程、肢体动脉闭塞平面和体征以及全身情况,来判断肢体血液循环的改善情况,一般并无困难。关于手术指征和时机,应根据病人的具体情况来决定。如果肢体血液循环未改善,局部感染未控制,过早施行手术往往引起坏疽扩展、感染加重,甚至有截肢的可能。当适合手术时,应一次切除坏疽的足趾,清除一切坏死组织,创口多能顺利愈合。此点与分期分批清除坏死组织的"蚕食方法"有所不同。尚老等总结114例脉管炎手术处理,其中有67例施行坏死组织切除,术后创口顺利愈合者57例,占85.07%,创口接近愈合出院者10例。

5. 病例介绍

李某,男性,21岁,农民,于1980年12月5日入院。

主诉:右足发凉、胀痛、麻木10个月,足趾发黑坏死50日。

现病史:病人于今年2月,在走路时感到右小腿胀痛,沉重无力。此后,右足发凉、麻木,呈苍白色,间歇性跛行,仅能走路50m。曾用中药、针灸和西药治疗,效果不理想。至8月,右足紫红肿胀,静止痛加重,抱足而坐,彻夜不眠。10月,右足小趾磨破,发黑坏疽,逐渐累及其他各趾发黑坏疽。吸烟12年,20支/日。

体格检查:体温37℃,脉搏92次/min,血压110/80mmHg,右下肢血压测不出。发育营养中等,较瘦弱,神志清楚,舌质淡苔白腻。头、颈、胸部均未见异常。腹部平坦、柔软,肝脾未扪及,腹部未听到血管杂音。

右足前半部发黑呈干性坏疽,在跖趾关节后足背部形成较大创面。肉芽淡红色,有黄白脓液,分界线较清楚。创面后的足背部发红肿胀。小腿明显肌肉萎缩。右足背、胫后、腘动脉搏动消失,股动脉搏动减弱。左下肢及两上肢动脉搏动良好。

实验室检查:血常规、尿常规、大便常规、肝功能均在正常范围。血沉100mm/h。胆固醇172mg%,甘油三酯55mg%,β-脂蛋白304mg%。免疫球蛋白IgG 1 800mg%,IgA 460mg%,IgM 138mg%。创口脓液细菌培养:白色葡萄球菌。胸透:心肺无异常。心电图:窦性心动过速,不完全右束支传导阻滞。

诊断:血栓闭塞性脉管炎三期2级(湿热下注型)。

治疗:病人入院后,给予活血化瘀疗法,内服活血通脉饮Ⅱ号、通脉安、四虫片,同时用丹参注射液10ml加入5%葡萄糖溶液500ml内静脉滴注,每日1次,连用15次。应用抗生素。创面用庆大霉素溶液湿敷与生肌玉红膏油纱布交替换药。此后,病情明显好转,疼痛减轻,足背部发红肿胀消退,创面肉芽组织呈鲜红色颗粒状,脓液很少,有逐渐缩小现象。患肢血液循环明显改善。12月26日,在腰麻(普鲁卡因100mg)下,在分界线处,施行右足前半部坏死组织切除术,并将各远端跖骨切除,冲洗创面,将皮肤间断缝合数针,创口内置橡皮引流条一根。术中创面血运好,渗血旺盛。术后,病人继续内服活血通脉饮Ⅱ号、通脉安、四虫片,肌内注射青霉素、链霉素9日。术后24小时拔除橡皮条引流,第4日拆除创口缝线。右足背部轻度发红肿胀,所留创面肉芽鲜红,有脓液,用3%枯矾溶液湿敷;12月31日起,内服活血通脉饮Ⅱ号加金银花、蒲公英、黄芩、紫花地丁、黄连。至1981年1月6日,右足背红肿炎症消退,足残端创面肉芽组织新鲜,脓液减少,此后创面周围上皮组织生长爬行,创面逐渐缩小。病人全身情况好转,体重增加。1月13日后,内服活血通脉饮Ⅱ号加炙黄芪等。1月18日,右足残端创面缩小至3cm×2cm,肉芽组织新红色呈颗粒状,干净。1月19日起,应用维生素B$_1$ 100mg两侧足三里穴交替注射,每日1次,以促进创面愈合。1月24日,右足残端创面缩小至1.5cm×1.0cm,肉芽鲜红色,干净。1981年1月31日,病人右足创面基本愈合出院。

临床经验体会:

1. 中西医结合,以活血化瘀疗法为主,治疗湿热下注型脉管炎效果良好,改善患肢血运比较快,使足部炎症很快消退,坏疽感染面局限、稳定。

2. 在形成明显的分界线后,及时施行右足前半部坏死组织切除,尽量保留健康肉芽组织,并将足残端创口适当牵拉缝合数针,对缩小创面、促进创面迅速愈合很有益处。如有创面感染,则可提早拆除缝线。术后重视创口的观察和处理,中医辨证论治灵活应用活血通脉饮Ⅱ号治疗,对促进创口愈合、缩短疗程甚为重要。

3. 经过中西医结合治疗,保存了病人肢体,避免了截肢。

(二)趾(指)部分切除缝合术

1. 麻醉方法 同单纯坏死组织切除术。

2. 手术指征 ①趾(指)部远端局限性坏疽,局部感染控制,炎症消退者;②趾(指)部远端骨质暴露或骨残端骨髓炎形成,创口难以愈合者;③趾(指)大部分干性坏疽,近端健康组织炎症消退,可施行跖趾关节离断术;④局限于趾(指)部的干性坏疽,未超过近节趾(指)骨根部,局部无明显炎症。

3. 手术要点　术前3日常规应用抗生素,做好术前常规准备,局部皮肤乙醇消毒,做好皮肤准备,局部拍X线片以了解骨质损害程度。用消毒干纱布将坏疽趾部包绕,与健康趾部隔离,以避免创口感染。切口应在健康皮肤远于坏疽分界线0.5cm以上,以利刀行横切口,垂直皮肤,一直切到骨面,连同软组织和肌腱腱鞘完全切断,然后用趾锯将趾骨锯断,用咬骨钳细心咬平骨断面。作关节离断术时,应将近节趾骨或跖骨头之软骨关节面咬除。如在关节直接从关节间隙横断,然后用咬骨钳咬除趾(指)骨,使骨残端深入创口0.5cm,以利包埋缝合;如在关节面应将关节软骨咬除,由于创口小,应选择合适的咬骨钳,骨残端应平滑无骨尖,注意术中对皮瓣血运的保护。咬完毕后,可用手指试摸骨残端,确无骨尖后,修剪创面,用生理盐水冲洗干净,防止创口内遗留骨碎片,以0号或00号细丝线疏松缝合皮瓣,创口内放置细窄橡皮条引流,防止创口内积血,外盖消毒干纱布包扎。

4. 术后处理　继续中西医结合治疗改善患肢血液循环。

(1)继续应用抗生素,防止创口感染,一般在术后1周停用。

(2)服用清热利湿、活血化瘀中药,如四妙勇安汤加味。

(3)静脉滴注改善血液循环的药物,如丹参注射液、川芎嗪注射液、蝮蛇抗栓酶等。

(4)口服维生素B_1 50mg,每日2次;维生素C 500mg,每日2次。或应用维生素B_1穴位注射,促进创口愈合。

(5)在术后24小时拔除创口内橡皮条引流。注意观察趾(指)残端创口愈合情况和血运状况。如有红肿、疼痛,疑有感染时,应及时拆除缝线(部分或全部拆线),常规换药处理。如术后经过平稳,创口愈合顺利,则于7~10日拆线。

尚老总结自1966年2月至1975年12月,对48例三期1级血栓闭塞性脉管炎而病情稳定的病人施行59次趾(指)部分切除缝合术,其中趾(指)部分切除术42次,关节离断术17次(跖趾关节离断术 5 次),创口愈合优良率为 83.0%,取得良好效果。一般于术后 7~10 日拆线。59 例次手术拆线日期及创口愈合情况如下表所示(表 10):

表 10　59 次手术拆线日期及愈合情况

	优		良		差		总计
	例数	占比(%)	例数	占比(%)	例数	占比(%)	
7 日以内	7	11.9	6	10.2	9	15.3	22
8~10 日	18	30.5	4	6.8	1	1.7	23
11~14 日	10	16.9	4	6.8	0	0	14
总计	35	59.3	14	23.7	10	16.9	59

5. 创口愈合标准

(1)优:术后经过良好,创口一期愈合,没有感染裂开现象,或虽有针眼发炎而创口仍能一期愈合者。本组共有 35 例次。

(2)良:创口部分裂开,或浅层创口裂开而深层愈合,或因术后轻度感染提前拆除缝线,经过短时期换药治疗创口能够顺利愈合者。有 14 例次。

(3)差:创口全部裂开,坏疽感染加重者。有 10 例次。

本组 59 例次手术,创口愈合属于优良者共 49 例次,占 83.1%。

1980 年尚老等总结 1965 年 7 月至 1979 年 12 月应用小量腰麻对 114 例血栓闭塞性脉管炎手术处理中,有 40 例施行趾部分切除缝合术,术后第 7~11 日拆线,创口一期愈合优者 22 例,良者 15 例,创口愈合优良率 92.5%,有 3 例创口全部裂开、感染。河北省沧州专区人民医院(1965 年)19 例趾(指)切除缝合有 15 例创口一期愈合。济南市立第三人民医院对 35 例三期 1 级脉管炎病人施行局部切除缝合术,创口一期愈合率 94.3%。因此,我们认为坏疽足趾局部切除缝合术是十分成功的,大多数病人的创口都能一期愈合。

尚老临床经验体会坏疽趾(指)局部切除缝合术的优点是:①早期手术切除感染病灶及坏死组织异物刺激,能有效解除病人的剧烈疼痛,便于更好地进行中西医结合治疗;②能促进创口愈合,缩短疗程;③手术范围小,创伤性小,不增加病人的负担;④手术平稳,无并发症和不良反应;⑤手术时间短,操作方便,容易掌握;⑥可避免高位截肢手术。

6. 病例介绍

【病例1】史某,男性,48岁,已婚,干部,于1980年4月22日入院。

主诉:右足发凉、麻木、疼痛2年多,足踇趾溃烂2个月。

现病史:病人于1970年秋季起,右小腿反复发作痛性红斑(游走性血栓性浅静脉炎),持续8年多。1977年,右足发凉、怕冷、麻木、疼痛,皮肤苍白色,间歇性跛行,走路一二里(500~1 000m),足掌部疼痛难行。曾服中药、患侧股动脉注射二氧化碳治疗,症状逐渐加重。近2个月来,右足踇趾疼痛加重,皮肤呈暗紫色,趾甲处溃脓。吸烟20多年,40支/日。饮酒。

体格检查:体温36.6℃,脉搏80次/min,血压130/90mmHg。一般情况好,神志清楚,舌苔白腻质红。头、颈、胸部均未见异常。腹部平坦、柔软,肝脾均未扪及。

两足发凉,皮肤干燥,趾甲增厚,右足潮红色,踇趾紫红肿胀,甲下积脓溃破,有脓液流出。右足背、胫后动脉搏动消失,腘动脉搏动减弱,股动脉搏动良好。左足背动脉搏动消失,胫后、腘动脉搏动减弱,股动脉搏动良好。两上肢动脉搏动良好。

实验室检查:血常规、肝功能均在正常范围。胆固醇190mg%,甘油三酯71mg%,β-脂蛋白280mg%。免疫球蛋白IgG 506mg%,IgA 361mg%,IgM 72mg%。

诊断:血栓闭塞性脉管炎三期1级(湿热下注型)。

治疗:病人入院后,给予清热利湿、活血化瘀法,内服四妙勇安汤加味,口服活血通脉片,同时用白花丹参注射液10ml加入5%葡萄糖溶液500ml内静脉滴注,每日1次,连用15次。4月23日,将右足踇趾甲前端剪除,引流甲下积脓。此后,踇趾紫红肿胀明显减轻,静止痛消失,甲下脓液很少,炎症基本控制,血液循环改善。X线片:踇趾末节趾骨有囊样改变和骨破坏。5月19日,在小量腰麻(普鲁卡因 80mg)下施行踇趾部分切除缝合术,踇趾残端渗血旺盛,血运较好,创口内未放置橡皮条引流。术后继服四妙勇安汤加味,肌内注射青霉素、链霉素 7 日,维生素 B_1 100mg 两侧足三里穴交替注射,每日 1 次。术后第 10 日拆线,创口一期愈合。6 月 3 日起,又用白花丹参注射液静脉滴注,连用 10 日。6 月 11 日以后,改服顾步汤加减、活血通脉饮 Ⅱ 号,踇趾残端疼痛减轻。1980 年 7 月 30 日出院。

临床经验体会:血栓闭塞性脉管炎病人患肢缺血、营养障碍,足踇趾常呈嵌甲样生长,容易发生甲沟炎或甲下积脓。甲下积脓时,如足部血运差,有炎症时,不适宜拔甲,应剪去部分趾甲,使引流通畅,当感染消退,血液循环改善后,再施行踇趾部分切除缝合术,多能取得成功。内服中药和白花丹参注射液静脉滴注,对改善肢体血液循环、控制炎症有显著效果。

趾(指)部分切除缝合术要争取创口一期愈合,必须严格掌握手术指征和注意肢体血液循环改善情况。术后,要注意趾(指)残端创口的观察和处理。①创口内瘀血积存:趾部分切除缝合术,由于患足血液循环较差,创口渗血吸收缓慢,容易形成瘀血积存。可拆除 1~2 针缝线,排出瘀血,创口可自行愈合。手术时应常规放置橡皮条引流,可避免创口内瘀血积存,使创口顺利愈合。此例病人踇趾残端创口未放置橡皮条引流,创口一期愈合。但临床上很少见,除非肢体血液循环良好。②创口边缘性皮肤坏死:主要由于手术时创口缝合过紧过密,皮肤发生血运障碍所致,为引起创口裂开原因之一。轻的局限性表皮坏死,可自行脱落愈合。明显的皮肤坏死,可拆线观察,或将坏死皮肤切除。③创口感染:足趾切除缝合术,由于患足血运欠佳和在坏疽的趾部进行手术,创口有感染可能。如创口感染,应及时拆除缝线,进行常规处理。因此,术后应内服清热活血中药(四妙勇安汤加味)和应用抗生素,可以减少或避免术后创口感染。

【病例 2】阎某,男性,31 岁,已婚,农民,于 1980 年 10 月 20 日入院。

主诉:右足发凉、怕冷 5 年,踇趾溃破 1 个月。

现病史:病人于 1976 年夏季,在走路时感到右小腿沉重、酸胀,容易疲劳,到冬季症状加重,间歇性跛行。1978 年冬季,右足踇趾碰伤,趾甲下有豆粒大小瘀点,疼痛加重。1 个月前修剪趾甲后,右足踇趾溃破不愈合,疼痛,走路 500m。吸烟 10 年,10 支 / 日。8 年前冬季,病人有下井、挖河受寒冻史。

体格检查:体温 36.5℃,脉搏 84 次 /min,血压右上肢 130/80mmHg,右下肢血压测不出。一般情况好,神志清楚,舌苔白质淡红。头、颈、胸部均未见异常。腹部柔软,肝脾未扪及。

右足潮红,发凉,皮肤光薄,趾甲增厚呈崎状。右足踇趾肿胀,趾甲前端有约 1.0cm×1.0cm 的溃疡,有脓液。右下肢高举时,足部呈苍白色,下垂足部颜色复原时间 75 秒。右足背动脉搏动消失,胫后、腘动脉搏动减弱,股动脉搏动良好。左下肢及两上肢动脉搏动良好。

实验室检查:血常规、肝功能、血沉均在正常范围。胆固醇 176mg%,甘油三酯 56mg%,β- 脂蛋白 484mg%。免疫球蛋白 IgG 762mg%,IgA 182mg%,IgM 70mg%。心电图:正常范围。

诊断:血栓闭塞性脉管炎三期 1 级(湿热下注型)。

治疗:病人入院后,给予活血化瘀疗法观察,内服活血通脉饮 II 号、活血通脉片、通脉安,将踇趾残留甲根剪除,使脓液引流通畅。右足踇趾肿胀,呈紫红色,有炎症表现。继续活血化瘀治疗。但踇趾末节趾骨暴露,创口愈合困难。至 12 月 8 日,踇趾炎症消退,颜色基本恢复正常,肢体血液循环改善。12 月 15 日,在小量腰麻(普鲁卡因 75mg)下,施行右足踇趾部分切除缝合术,创口内放置橡皮条引流,缝合创口。术后,继续内服活血通脉饮 II 号,肌内注射青霉素、链霉素 12 日,维生素 B$_1$ 100mg 右足三里穴注射,每日 1 次。12 月 25 日,术后第 10 日拆线,创口一期愈合。1981 年 1 月 12 日病人出院。

临床经验体会:踇趾末节趾骨小豆粒状暴露,如血液循环较好,可单纯将暴露趾骨咬除,创口能够愈合。当踇趾末节趾骨暴露较大,如企图将暴露趾骨全部切除,保留踇趾软组织的完整性,则很容易发生趾骨残端骨髓炎,创口长久不能愈合,往往使手术失败。在这种情况下,当踇趾炎症消退,血液循环改善后,施行踇趾部分切除缝合术,创口一期愈合,减少病人痛苦,缩短疗程。

【病例 3】林某,男性,29 岁,已婚,教师,于 1980 年 11 月 26 日入院。

主诉:两足发凉、怕冷、间歇性跛行1年,右足第2趾溃烂1个月。

现病史:病人于1979年9月,左足发凉、怕冷,不出汗,间歇性跛行,仅能走路300m,趾甲生长缓慢。2个月后,左足踇趾溃破,甲下积脓,在当地施行拔甲后,趾端结硬痂,不能脱落。同时又感右足发凉、怕冷,足趾紫红肿胀,1个月前右足第2趾溃烂,剧痛,彻夜难眠。吸烟8年,20支/日。

体格检查:体温36.8℃,脉搏66次/min,血压110/80mmHg,左下肢血压测不出。一般情况好,神志清楚,舌苔白质淡红。头、颈、胸部均未见异常。腹部柔软,肝脾均未扪及。

两足皮肤紫红,皮肤趾甲干燥,发凉。右足前半部肿胀,足第2趾前部发黑呈干性坏疽,分界线清楚,脓少。左足踇趾紫红肿胀,趾端有干痂覆盖。下肢高举时呈苍白色。右腘动脉搏动减弱,左足背、胫后、腘动脉搏动消失,两侧股动脉搏动良好。

实验室检查:血常规、血沉、肝功能均在正常范围。胆固醇150mg%,甘油三酯63mg%,β-脂蛋白320mg%。免疫球蛋白IgG 1 002mg%,IgA 460mg%,IgM 106mg%。创口脓液细菌培养:产碱杆菌。心电图:正常范围。X线片:左足踇趾骨质稀疏,末节趾骨有破坏和病理性骨折。

诊断:血栓闭塞性脉管炎三期1级(湿热下注型)。

治疗:病人入院后,给予活血化瘀疗法,内服活血通脉饮Ⅱ号、通脉安,同时用丹参注射液10ml加入5%葡萄糖溶液500ml内静脉滴注,每日1次,连用15次。此后,足趾疼痛明显减轻,夜间能入睡,足部肿胀减轻,由紫红色转为潮红色,两下肢血液循环有明显改善。12月22日,在腰麻(普鲁卡因100mg)下,施行右足第2趾坏死组织切除缝合术,放置橡皮条引流;并将左足踇趾坏骨切除,保留踇趾软组织。术后,继续应用活血化瘀疗法,使用抗生素7日。术后24小时,拔除橡皮条引流,第11日右足第2趾拆线,创口愈合良好,无感染。但左足踇趾端创口愈合缓慢,形成凹陷性深腔,有脓液。再行X线片,左足踇趾末节趾骨残端不整齐,破坏(病理性骨折),远端遗留有小骨片。踇趾创口难以愈合。1981年1月7日,在小量腰麻(普鲁卡因75mg)下,施行左足踇趾切除缝合术,创口内放置橡皮条引流。

术后,继续应用活血化瘀疗法,使用抗生素 7 日。术后 24 小时,拔除橡皮条引流,第 10 日左足踇趾拆线,创口一期愈合。1981 年 1 月 23 日病人出院。

临床经验体会:此例病人为湿热下注型脉管炎,经中西医结合活血化瘀疗法治疗,肢体血液循环明显改善,为手术局部处理创造了有利条件。病人左足踇趾拔甲后,长时间结干痂,未能很好愈合。X 线片显示:左足踇趾末节趾骨有破坏和有病理性骨折。由于忽视病人左足踇趾发病过程和骨质改变情况,错误决定首先施行踇趾末节坏骨切除,没有成功,创口难以愈合。故又给病人第 2 次施行踇趾切除缝合术,创口一期愈合,病人出院。实际上,如能认真临床观察,考虑踇趾 X 线片结果,可以一次施行踇趾切除缝合术并取得成功,避免给病人不必要的手术痛苦。病人左足踇趾骨质稀疏和有病理性骨折,单纯施行踇趾末节坏骨切除不易成功,创口难以愈合。

(三) 植皮术

1. 植皮术前准备

局部准备:创面在术前要做好充分的准备,这与皮片的成活有很大关系。创面有脓液者应在植皮前用生理盐水、抗生素溶液湿敷换药,尽量使创面感染减轻到最低的程度。

供皮区的准备:供皮区可用股部皮肤。应在植皮前日剃净供皮区毛发,用肥皂和温水洗净,然后用 75% 乙醇皮肤消毒,再用无菌巾包裹。

2. 植皮的指征

足残端创面过大,或患肢出现巨大慢性溃疡,难以自行愈合者。经中西医结合治疗,患肢血液循环改善,创面感染控制,肉芽组织新鲜时,可施行点状或邮票状植皮术。

3. 植皮手术操作方法

(1) 取皮方法:股部供皮区用 75% 乙醇消毒,铺无菌巾。用 0.25% 利多卡因溶液于供皮区作局部浸润麻醉(腰麻时可免用局麻)。皮肤表面和切皮刀上涂少许凡士林或石蜡油。助手用压板将供皮区皮肤压紧拉平,术者右手持切皮刀,稍微倾斜,轻压于皮肤上,用拉锯式的快速推拉动作切取皮片。切刀与皮面所成的角度越小所取皮片越薄。所取皮片不能过厚,以略有透明的薄皮片为好。取下的皮片,应放在冷的生理盐水内备用。

供皮区创面用温热生理盐水纱布加压片刻止血,然后盖一层凡士林油纱布或大黄油纱布,外敷消毒干纱布加压包扎。如创面无感染,可在3周后再更换敷料,此时创面多已自行愈合。

(2)植皮方法:创面用生理盐水冲洗。对老的肉芽创面,或过度增生的肉芽组织,可用锐利刀片切除,创面渗血可用温热生理盐水纱布压敷止血。将取下的皮片摊贴在凡士林油纱布或玻璃纸上,按需要剪成小方块。创面压敷止血后,把皮片平整移植在创面上,使皮片与肉芽创面贴紧粘牢,皮片与皮片之间应保留间隙。然后敷盖生理盐水纱布4层,将皮片固定,再盖1层凡士林油纱布,外敷消毒干纱布,用绷带轻轻加压包扎。包扎时压力要均匀,注意避免皮片移动。

4. 植皮术后处理 适当限制肢体活动,注意保护皮片,避免搓动。植皮后2~3日更换敷料。揭开敷料时要轻稳、仔细,不可撕脱皮片。如创面有脓性分泌物,用生理盐水或抗生素溶液湿敷换药,每日1~2次。皮片下有积液时,应剪开排出。部分皮片出现坏死时,应及时剪除。一般需观察2周,如见皮片呈粉红色并与基底组织粘连牢固,即表示皮片已成活。如感染创面比较大,植皮术后可应用抗生素控制感染,以减少植皮失败。

5. 病例介绍

侯某,男性,31岁,已婚,工人,于1980年1月25日入院。

主诉:两足发凉、麻木、疼痛10余年,右足溃烂半年。

现病史:病人两下肢患脉管炎10余年,曾在本院治疗。1979年4月,施行右足第3趾切除缝合术,出院后能走路1km,平常无明显自觉症状。1979年12月27日,右足外伤后,发凉、疼痛加重,右足前外侧变为青紫色,疼痛难忍,而入院治疗。患病后未戒烟,继续吸烟。

体格检查:体温38℃,脉搏80次/min,左上肢血压130/90mmHg,两下肢血压测不出。病人神志清楚,痛苦呻吟,抱足而坐。头、颈、胸部均未见异常。腹部柔软,无压痛,肝脾未扪及,腹主动脉未听到血管杂音。

两足皮肤干燥、角化,趾甲增厚变形。右足部、小腿发凉。右足前部外侧呈青紫色,右踇趾内侧跖趾关节处有约 2.0cm×1.5cm 的溃疡,足小趾后端有 2.0cm×1.5cm 的溃烂面,肉芽不新鲜,脓液少。右足背、胫后、腘动脉搏动消失,左腘动脉搏动减弱,两侧股动脉搏动良好。两侧尺动脉搏动消失,两侧桡动脉、肱动脉搏动良好。

实验室检查:白细胞 $14.2×10^9/L$,中性粒细胞比例 88%。胆固醇 175mg%,甘油三酯 49mg%,β-脂蛋白 360mg%。免疫球蛋白 IgG 1 235mg%,IgA 211mg%,IgM 106mg%。创面脓液细菌培养:溶血性链球菌。

诊断:血栓闭塞性脉管炎三期 2 级(湿热下注型)。

治疗:病人入院后,给予清热利湿、活血化瘀法治疗,内服四妙勇安汤加味,应用白花丹参注射液 10ml 加入 5% 葡萄糖溶液 500ml 内静脉滴注,每日 1 次。但右足发黑坏疽逐渐扩展加重,发热 38.5~39℃,剧痛。2 月 2 日起,先后应用庆大霉素、卡那霉素、青霉素、链霉素等抗生素。至 2 月 16 日,右足前半部发黑坏疽,分界线不清楚。2 月 28 日,体温下降至 37~38℃,右足坏疽停止发展,继续内服四妙勇安汤加味和应用抗生素治疗。至 3 月 7 日,病人仅有低热(37.3℃),一般情况好转,右足坏疽稳定,分界线清楚,在分界线处之坏死组织有脱离松动,近端肉芽组织较新鲜。故停用抗生素。此后,用大黄油纱布、抗生素溶液湿敷换药,并逐渐剪除松动坏死组织,局部红肿消退,疼痛明显减轻,病人夜间能入睡,饮食好转。4 月 2 日,在腰麻下,施行右足前半部坏死组织切除,创面血运旺盛,渗血较多。术后,继续内服四妙勇安汤加味,肌内注射青霉素、链霉素,应用维生素 B_1 100mg 右足三里穴位注射。此后,创面逐渐好转,肉芽新鲜。4 月 15 日起,转用补气养血法,内服顾步汤加减治疗。5 月 9 日,在腰麻下施行右足残端创面邮票状植皮术,术后应用抗生素。第 3 日换药查看创口,所植皮片呈红润色,创面用卡那霉素溶液湿敷。以后每隔 2~3 日换药 1 次。至 5 月 17 日,创面所植皮片全部成活。继续内服顾步汤加减治疗。6 月 4 日起,应用维生素 C 2.0g 加入 5% 葡萄糖溶液 500ml 内静脉滴注,每日 1 次,连用 12 次。创面皮片良好,愈合牢固。患肢血液循环改善,汗毛生长,但右下肢动脉搏动情况仍同入院时所见。1980 年 7 月 29 日病人出院。

临床经验体会：病人为湿热下注型脉管炎，右足前半部干性坏疽继发感染，足背、胫后、腘动脉搏动消失，下肢血压测不出。经中西医结合治疗，患肢血液循环逐渐改善，坏疽停止发展，感染控制，病情稳定。当坏疽与健康组织形成明显的分界线，炎症消退后，将右足前半部坏死组织切除。此后创面肉芽组织新鲜时，在补气养血疗法的基础上，掌握手术时机，及时施行右足残端创面邮票状植皮并取得成功，所植皮片全部成活，促进足残端创面迅速愈合，缩短疗程，减轻病人痛苦，保存了肢体，避免了截肢。中西医结合辨证论治中药治疗，以及很好掌握手术指征和时机，重视创口的观察和处理，都是取得手术成功和显著疗效的关键。

虽然由于肢体血液循环障碍，创面植皮失败的情况较多，但经过中西医结合治疗，创面局部处理妥当，植皮是能够成功的。有的病人第一次植皮失败，但第二次植皮成功，创面愈合。有些病人即使植皮失败，也有促进创口愈合作用，从此创口迅速愈合。尚老临床上多次见到有些病人的创面一次植皮即获得成功。如有 1 例血栓闭塞性脉管炎病人两足背部巨大溃疡 10 年不愈合，经一次邮票状植皮成功，创面完全愈合。

※ 有关肢体坏疽局部手术处理经验体会：血栓闭塞性脉管炎引起的肢体溃疡和坏疽，具有缺血性坏疽的特性，正确的局部处理对解除病人痛苦、促进创口愈合和保存肢体有重要意义。尚老总结 1965 年 7 月至 1979 年 12 月，应用小剂量腰麻对 114 例血栓闭塞性脉管炎肢体坏疽作局部处理，114 例中，男 113 例，女 1 例。年龄 21~40 岁 77 例，41~50 岁 34 例，51 岁以上 3 例。坏疽情况：三期 1 级 80 例，三期 2 级 28 例，三期 3 级 6 例。单纯坏死组织切除术 67 例（有 5 例施行 2 次手术，3 例施行 3 次手术，2 例施行 4 次手术，1 例施行 5 次手术），术后创口顺利愈合者 57 例（85.07%），创口接近愈合出院者 10 例。趾部分切除缝合术 40 例，术后经过良好，第 7~11 日拆线，创口一期愈合者 22 例；创口小部分裂开、感染，经换药治疗后愈合者 15 例；创口全部裂开、感染者 3 例。足前半部坏疽切除术 1 例，残端创面 190 日愈合。植皮术 1 例失败。拔甲 5 例，术后创面愈合者 4 例，未愈合 1 例。

对下肢坏疽施行手术时,采用低位小剂量腰麻,最小剂量普鲁卡因 50~60mg,手术麻醉效果良好,肢体尚可活动,术后肢体恢复较快。因以单侧蛛网膜下腔阻滞为主,交感神经阻滞范围较小,未出现血压下降等情况。

单纯坏死组织切除术的指征为坏疽已停止发展,局部感染已基本控制,炎症基本消退;如患趾坏疽感染不易控制,病人高热、剧痛,则可在坏疽近端之健康组织处,将坏死组织全部切除,有利于清除坏死感染的组织和引流,但仅适用于个别的病人。本组 67 例施行单纯坏疽组织切除,术后创口顺利愈合者占 85.07%。尚老认为及时施行坏死组织切除,能有效地解除病人的剧烈疼痛,并可促进创口顺利愈合,比坏死组织自然脱落的疗程缩短。

趾部分切除缝合术的指征为坏死局部炎症已消退,坏死足趾界限清楚开始分界。本组 40 例施行趾部分切除缝合术者,创口愈合优良率为 92.5%。尚老认为坏疽足趾局部切除缝合术早期切除感染病灶,铲除坏死组织异物刺激,能有效解除病人的剧烈疼痛,并能促进创口愈合,缩短疗程。

植皮术适用于足残端创面过大,或肢体出现巨大慢性溃疡难以自行愈合者。经中西医结合治疗,患肢血液循环改善,创面感染控制,肉芽组织较新鲜时,可施行点状或邮票状植皮术。如能掌握植皮时机,重视术前准备和术后处理,取用透亮的薄皮片,植皮可获成功。

由于脉管炎病人患肢缺血、营养障碍,足踇趾常呈嵌甲样生长,容易发生甲沟炎或甲下积脓,故应剪去部分趾甲,使引流通畅。当感染消退,血液循环改善后,再施行拔甲术。过早拔甲,可发生感染扩散或踇趾坏疽。因此,掌握拔甲的时机甚为重要。

术后创口内积血:趾部分切除缝合术后,由于患足血运较差,创口渗血吸收缓慢,易形成瘀血积存。对此,可拆除 1~2 针缝线排出瘀血,创口即自行愈合。手术时常规放置橡皮条引流,可避免创口内瘀血积存。创口边缘性皮肤坏死:皮肤坏死是由于创口缝合过紧过密,血运发生障碍所致。轻的局限性表皮坏死,可自行脱落愈合。明显的皮肤坏死,可拆线观察,或将坏死皮肤切除。创口感染:本组有 3 例,感染后应及时拆除缝线,进行常规处理。术后内服清热活血中药

（四妙勇安汤加味）和应用抗生素,可减少或避免术后创口感染。腱鞘、肌腱坏死:坏死组织切除后,趾残端或足残端的腱鞘、肌腱可能发生感染坏死,而影响创口的愈合。表浅的腱鞘、肌腱坏死,在换药时可随时剪除;深在的腱鞘、肌腱坏死,应手术彻底切除。残端骨髓炎形成:浅的、小的骨残端骨髓炎,可随时用咬骨钳咬除;深在的残端骨髓炎,应行手术将坏骨彻底切除。

（四）截肢术

1. 术前准备　积极中西医结合治疗,控制肢体坏疽继发感染。如病人身体虚弱、高热、胃纳减退时,应注意水和电解质的平衡紊乱和发生低血钾,必要时静脉输液和输血。患肢常规皮肤准备。

2. 手术指征　严重肢体坏疽继发感染扩展至踝关节或踝关节以上,持续高热,剧烈疼痛,经中西医结合治疗而无效者。

3. 手术要点　确定截骨平面。在小腿或大腿常取前长后短皮瓣切口。在皮瓣回缩处切断肌肉,主要血管分离后双重结扎切断;神经的近端用 2% 普鲁卡因或 2% 利多卡因封闭后稍向远端牵拉,然后用细丝线结扎切断,使其回缩肌层内。在肌肉回缩处环形切开骨膜,向远端推开骨膜,用锯垂直将骨锯断。小腿截肢时,腓骨断端应比胫骨短 2cm。用骨锉锉平骨断端。然后用生理盐水冲洗创面,清除渗血块和骨碎屑,最后缝合皮肤和深筋膜,创口两端放置橡皮条引流。

4. 术后处理　继续中西医结合治疗,以恢复病人全身情况,改善患肢血液循环,防止创口感染。如病人身体虚弱,可静脉输液和输血,并注意术后是否发生低血钾。口服大量维生素 B_1、维生素 C,应用青霉素、链霉素等抗生素。注意创口愈合情况和是否感染,观察体温和白细胞变化。创口内橡皮条引流在术后 24~48 小时拔除。如术后创口愈合顺利,则于 12~14 日全部拆线。

5. 残端常见并发症与处理　截肢后残端常见的并发症应引起注意并及时处理,这对缩短疗程、恢复肢体功能和假肢的装配有重要关系。

（1）感染:由于在患肢血液循环障碍和严重肢体坏疽继发感染的情况下施行截肢手术,术后可能发生残端感染。残端发红、肿胀、疼痛,创口化脓,或在皮下组织形成小脓肿。病人发热,白细胞增高。轻度感染,创口愈合后,残端遗留发红、肿硬、压痛,影响残肢功能的恢复。

处理:病人截肢手术 3 日后,如仍有发热,白细胞增高,或有残端疼痛者,应考虑残端感染或并发败血症。截肢术后,内服清热活血中药(四妙勇安汤加味),使用抗生素,以预防创口感染。残端创口感染时,应根据感染范围拆除缝线,使脓液引流通畅,清除坏死组织和线头异物,经换药创口多能愈合。如残端轻度感染,形成炎性硬块,可服用四虫片、散结片,同时用解毒洗药熏洗患处,常有良好效果。

(2)皮瓣坏死:由于患肢血运较差,手术时所留皮瓣过长或皮瓣缝合太紧,以及皮肤受到胫骨前缘的压迫均可引起皮瓣坏死,一般多为局限性边缘性皮瓣坏死或表皮坏死;胫骨前缘处皮肤坏死,常可使胫骨前端部分暴露,严重皮瓣坏死,影响创口愈合,可使残端创口完全裂开。

处理:应坚持中西医结合治疗,用白花丹参注射液静脉滴注,改善患肢血液循环。表皮坏死可自行脱落痊愈。轻的局限性皮肤坏死,当坏死皮肤分离后给予切除,经换药创口愈合。皮肤坏死后,胫骨残端暴露很小时,可单纯切除暴露之胫骨,使肉芽组织生长,或植皮,创口多能愈合;如残端创口完全裂开继发感染,应在股部再次截肢。

(3)慢性溃疡:由于患肢血运较差,截肢后创口感染或皮瓣坏死形成慢性溃疡,以及残端创口愈合后复发溃疡。

处理:中西医结合治疗,给予补气养血法,内服顾步汤加减治疗。创面用抗生素溶液湿敷或玉红膏油纱布换药。应用维生素 B_1 穴位注射疗法。或应用维生素 C 2.0g 加入 5% 葡萄糖溶液 500ml 内静脉滴注,每日 1 次。当创面肉芽新鲜、干净,可施行植皮,促进创口愈合。

(4)骨断端骨刺:膝下小腿截肢后,个别病人的胫骨、腓骨断端发生骨刺,以胫骨断端骨刺多见。病人可有残端疼痛,压痛明显,影响假肢的装配。可进行 X 线片加以证实。

处理:手术切除骨断端骨刺。

（5）残端肌肉萎缩：截肢后残端有不同程度的肌肉萎缩,过度的肌肉萎缩,常使骨断端明显突出,顶撞残端皮肤,引起疼痛,影响假肢的装配。

处理：施行残端修整术,切除部分骨段。

（6）神经瘤：截肢后,神经断端产生神经瘤,并与残端创口瘢痕粘连,常产生针刺样剧痛,向周围放射,压迫残端刀口瘢痕时可出现触电样疼痛。

处理：施行手术将神经瘤连同瘢痕组织一并切除。

中西医结合治疗血栓闭塞性脉管炎取得了满意的效果,在提高疗效、缩短疗程、保存肢体、解除病人痛苦和避免残废等方面都充分显示了中西医结合的优越性。尚老总结中西医结合治疗血栓闭塞性脉管炎 401 例临床分析,凡是治疗有效的,大多数均能在 6 个月以内达到治疗目的,在此期内治疗有效的共计 254 例,占病人总数的63.3%（表 11）。但严重肢体坏疽者则疗程较长。此后,如能连续服中药治疗 6 个月,一般能巩固疗效,减少复发机会。

表 11　401 例血栓闭塞性脉管炎的疗效与疗程的关系

	1~3 个月	3~6 个月	6~9 个月	9~12 个月	12 个月以上	总计
临床治愈	60	66	34	12	14	186
显著好转	25	35	12	3	4	79
进步	37	31	5	6	5	84
无效	19	22	5	3	3	52
总计	141	154	56	24	26	401
占比（%）	35.2	38.4	14.0	6.0	6.5	100.0

在 401 例血栓闭塞性脉管炎中,虽然大多数为坏死期病人,共计 291 例,占 72.6%,但临床治愈 186 例,占 46.4%,显著好转 79 例,占 19.7%,进步 84 例,占 20.9%,总有效率为 87.0%。无效 52 例,占13.0%,其中截肢者 38 例,截肢率为 9.5%。目前对严重肢体坏疽继发感染的病例治疗比较困难,还不能完全排除截肢手术。在施行截

肢手术 38 例中,3 级坏死 27 例,2 级坏死 11 例,均为严重肢体坏疽继发感染的病例。经过中西医结合治疗后,由于肢体侧支循环建立,血液循环改善,因此截肢平面可以下降,除非特殊情况,一般施行膝下小腿截肢就能获得成功,并不影响创口的顺利愈合。

赵绚德等(1980 年)总结山东省中医院 1959 年 9 月至 1978 年 8 月中西医结合治疗血栓闭塞性脉管炎 75 例截肢手术分析,其中 3 级坏死 46 例,2 级坏死 26 例,严重感染 2 例,溃疡癌变 1 例;属于热毒炽盛型者 64 例,湿热下注型者 9 例,血瘀型者 2 例。均为严重肢体坏疽继发感染,持续高热,有明显毒血症状,经过中西医结合治疗,无法保存肢体。施行小腿截肢 55 例,股部截肢 19 例,前臂截肢 1 例。截肢平面与动脉闭塞部位的高低并不成正比,有 45 例在动脉闭塞部位之下截肢,均能使创口顺利愈合。这是中西医结合治疗的特点,与传统的截肢手术观点有所不同。

我国中西医结合治疗血栓闭塞性脉管炎的截肢率为 1.2%~14.5%(表 12),1971 年全国中西医结合治疗血栓闭塞性脉管炎经验交流学习班统计平均截肢率为 2.65%,而过去西医治疗的截肢率为 20%~35.0%。经过中西医结合治疗,使大多数坏死期的病人避免了截肢,保存了肢体,而且恢复了体力劳动或轻工作。截肢会给病人造成终身残疾,必须慎重考虑,绝不能轻易施行截肢手术。

表 12　我国中西医结合治疗血栓闭塞性脉管炎的截肢情况统计

作者	病例数	截肢数	截肢率
天津市津仓医院(1960)	88	2	2.3%
刘开琏等(1963)	120	3	2.5%
辽宁中医学院附属医院(1965)	148	2	1.4%
江苏省中医研究所(1965)	120	6	5.0%
江苏新医学院第一医院(1971)	188	3	1.6%
上海第二医学院附属瑞金医院(1971)	410	5	1.2%
河北沧州地区人民医院(1972)	282	41	14.5%
尚德俊等(1978)	401	38	9.5%

续表

作者	病例数	截肢数	截肢率
王书桂等（1980）	242	3	1.2%
广州市中医医院（1980）	560	14	2.5%
重庆市中医研究所（1980）	109	4	3.7%
王正甫（1980）	250	4	1.6%
郭延生等（1980）	366	7	1.9%
合计	3 284	132	4.0%

关于在中医辨证论治的基础上恰当结合有效的手术疗法以提高疗效，则是值得研究的问题。尽管目前对腰交感神经切除和肾上腺次全切除治疗血栓闭塞性脉管炎有不同的评价和争论，但如能选择适当病例，并与中医辨证论治相结合，可能获得一定效果。随着血管外科的发展，施行血管手术以改善肢体缺血状态的疗效也不断提高。

（五）血运重建手术治疗

1. 腰交感神经节切除术

（1）麻醉方法：连续硬膜外麻醉或全身麻醉。

（2）手术指征：腰交感神经节切除术，过去是治疗血栓闭塞性脉管炎下肢缺血的主要方法，随着许多有效药物和治疗方法的出现，目前接受腰交感神经节切除术的病人已大大减少，但腰交感神经节切除术仍是一种有效的方法。术后病人患肢皮肤的血流量增加，皮温升高，可以缓解肢体疼痛，促进溃疡愈合，改善了肢体的血液循环，缓解血管痉挛。术后效果明显，病人患肢发凉、怕冷可显著缓解。过去对病人不加选择地一概施行腰交感神经切除术，术后的效果并非满意，部分病人效果不佳，症状改善不大，个别病人出现反常坏疽。因此应对病人有选择地施行腰交感神经节切除术。

首先血栓闭塞性脉管炎病人的病情稳定，近期肢体缺血无加重或趋于好转，经过中西医结合治疗之后病情稳定，侧支血管已建立形成，患肢血运已得到改善，再者肢体主干血管病变不太广泛，闭塞平面不高，在腘动脉以下或是在小腿动脉，肢体虽有溃疡或坏疽但局部没有严重感染,肢体没有严重缺血或缺血呈进行性加重,该病人可考虑腰交感神经节切除术。

术前进行动脉造影以观察动脉闭塞的部位、程度、范围,以及侧支血管的形成情况,对选择手术有较大的参考价值。

(3)手术要点:半侧卧位,腰部用沙袋垫高,身体倾斜约30°,采用斜切口,自第十二肋骨尖下起,斜向内下呈弧形,至腹直肌外缘。依次切开,注意勿损伤腹膜,至腹膜外脂肪层,将腹膜和腹腔内脏向内侧牵开,使腹膜与腰大肌分离。但勿剥离腰大肌筋膜,沿腹膜分离至椎体前,可见到腰大肌与脊柱之间的夹沟,切开腰大肌内缘和脊椎间的筋膜,钝性分离,注意勿损伤静脉,见到黄白色小结节并有神经干相连,逐一切除2、3、4神经节,并结扎分支。注意神经节勿与淋巴结相混,检查无出血点。逐层缝合。切除神经节送病理切片。

(4)术后处理:术后病人半卧位,腹胀不明显时停用胃肠减压;术后继用抗生素及补液。观察患侧皮肤温度的改变及有无大腿前侧神经痛,可能与手术时是否损伤腰大肌上的生殖股神经有关,术后8~10日拆线。继续应用中、西药物治疗,巩固疗效,防止复发。

2. 动静脉转流术(静脉动脉化)

(1)麻醉方法:连续硬膜外麻醉。

(2)手术指征:静脉动脉化主要适用于动脉闭塞远端没有流出道,不能施行其他血管重建术,其他方法治疗效果不佳,肢体严重缺血,且小腿深静脉通畅无病变的病人。目前有三种手术方法。①浅组:取大隐静脉与股浅动脉或腘动脉吻合,大隐静脉可在原位或倒置使用。缺点是大隐静脉易闭塞,并受口径的限制。②深组高位:髂外动脉或股总、股浅动脉与股浅静脉搭桥吻合,一期手术是在吻合口近端,股浅静脉口径环缩2/3。二期手术是在一期术后2~4个月,结扎吻合口近端的股浅静脉。首先是破坏静脉瓣膜的阻挡,然后再使动脉血直接灌注静脉远端。缺点是术后下肢静脉血回流障碍明显,下肢粗肿。③深组低位:选取动脉与胫腓干静脉搭桥吻合,也有采用胫后静脉为动脉血灌注通道的。手术一期完成,人工破坏瓣膜功能,使动脉血能灌流入末梢静脉。优点是术后肢体肿胀轻,缺血症状解除快。目前多趋向于深组低位静脉动脉化。

术前应常规行动脉造影检查,以了解动脉病变的程度,为手术做参考。股、腘动脉通畅而小腿动脉闭塞可考虑施行静脉动脉化手术,对于血栓闭塞性脉管炎的病人尤适合,指征是其病变动脉多在腘动脉以下,远端无流出道,股、腘动脉主干一般不闭塞。

(3)手术要点:介绍深组低位,腘动脉与胫腓干静脉之间选用自体静脉移植搭桥吻合,适用于腘动脉以下广泛闭塞者。

斜俯卧位,患肢在下方伸直,健侧屈膝屈髋在上。切口起于腘窝内上方,至腘窝正中略呈"S"形,然后沿小腿内侧向下延长。依次切开,注意保护小隐静脉,首先在半腱肌深面游离显露腘动脉,勿损伤腘静脉。腘动脉分支不应结扎切断,以保护膝关节周围动脉网,动脉用胶皮膜环绕备用,但不阻断。沿动脉向远段分层次游离,至腘窝中央可见到胫神经,注意保护,可用橡皮膜牵向一侧。沿动、静脉向下游离至比目鱼肌腱弓处,动脉分成胫前动脉及胫后动脉,与胫后动脉伴行可确定胫腓干静脉的位置,显露胫腓干静脉一段以利于吻合。观察动脉闭塞位置至胫腓干静脉的距离,在闭塞的近端作吻合口以确定移植静脉的长度。取同侧大隐静脉时,可自原切口向内侧分离取膝上一段大隐静脉,略长于移植长度,大隐静脉分支均用 1-0 丝线双重结扎,剥离外膜,取下后标记好远近端,用肝素盐水加压扩张,剥离外膜束带使静脉均匀扩张一致,小裂口无创缝合线缝合,放入肝素盐水中备用。阻断动脉吻合口的上下端,在动脉壁上作侧孔,口径应与移植静脉管径相一致,口径约为 0.5cm。修剪吻合口周围外膜后,用肝素盐水冲洗动脉内腔,检查有无病变,如内膜光滑,将移植静脉的远端,修剪成斜面,剥除外膜,与腘动脉行端侧吻合,两点法固定,用 5-0 无创缝合线连续缝合,关闭吻合口,移植静脉与动脉夹角以30° 为宜。吻合后开放阻断带,检查吻合口有无漏血,如无异常,使移植静脉灌注动脉血,自然伸展,可避免扭转,并能确定移植静脉长度,再次阻断动脉。同法与胫腓干静脉行端侧吻合。吻合前用肝素盐水加压扩张静脉或用导管插入后破坏胫腓干静脉瓣膜。也可切断胫腓干静脉。近端结扎,远端与移植静脉行对端吻合。端侧吻合时吻合口近端胫腓干静脉可结扎。先开放静脉阻断带再开放动脉阻断带,以观察移植静脉搏动情况,吻合口少量渗血可用热盐水纱布压迫片刻。检查无误后,缝合切口,创口内放置引流管,接低负压引流,膝关节应固定于伸直位。

(4)术后处理:继用抗生素,引流管于术后 36~48 小时拔出。术后第一日起应用抗凝药物,肝素 50mg,皮下注射,每 12 小时 1 次,连用 5~6 日。术后开始应用扩张血管、防止血栓形成的药物,每日静滴低分子右旋糖酐、曲克芦丁、前列腺素 E_1,肌内注射罂粟碱,口服双嘧达莫片、阿司匹林,也可加用小剂尿激酶静脉注射 5 万 ~10 万单位 / 日,连用 3~4 日。

观察患肢皮温、皮色改变及有无肢体的肿胀,在切口处听诊可闻及血管杂音,表明吻合口通畅。切口可于术后 8~11 日拆线。

口服药物维持 3 个月,常用的仍是阿司匹林及双嘧达莫片,并可应用中药治疗,效果会更理想。

术后可用多普勒探及胫后静脉有无动脉血流音,可准确判定术后的吻合口的畅通情况。并作随访观察。

3. 游离大网膜移植术

(1)麻醉方法:硬膜外麻醉或全麻。

(2)手术指征:大网膜移植术是利用大网膜丰富的血管来改善肢体的血液循环。适用于动脉闭塞而不适合做血管重建术,其他治疗方法效果不佳,肢体严重缺血的血栓闭塞性脉管炎病人,病人既往无腹部手术。

(3)手术要点:上腹正中切口,沿横结肠将大网膜组织切断并结扎小血管分支。沿胃大弯分离网膜血管与胃分支血管,血管应缝扎,尽量在近右网膜动脉根部切断,此处血管口径较大,便于吻合。然后按血管走向进行剪裁,以求最大伸展长度。用肝素盐水冲洗网膜动脉,将网膜放置方盘中备用。在患侧腹股沟部作纵形切口,游离出股动脉及大隐静脉,并在膝上及小腿作纵切口,在深筋膜下分离打通皮下隧道,将大网膜通过切口平铺于筋膜下,向下延长。先将网膜静脉与大隐静脉吻合,再将网膜动脉和股动脉行端侧吻合。各切口放引流条一根,患肢用弹性绷带自下而上轻缠包扎。

(4)术后处理:持续胃肠减压,至肛门排气。膝关节屈曲抬高 25°~30°。术后应用扩张血管和抗血小板药物,如阿司匹林等。术后

24~48 小时拔除引流条。术后 10~12 日拆线。

大网膜移植术分为带蒂大网膜移植术和游离大网膜移植术,近年来由于显微外科技术发展,带蒂大网膜移植术已很少应用,因为剪裁后的大网膜很难移植至膝下。

4. 动脉旁路移植术

(1)麻醉方法:连续硬膜外麻醉或全麻。

(2)手术指征:适用于动脉节段性闭塞而有满意血管流出道的病人。术前必须行动脉造影检查,以了解动脉病变情况。

(3)手术要点:在动脉阻塞部位的远、近端切口,显露出动脉闭塞的近端及远端。确定吻合口的位置后,估计所移植静脉的长度,然后取对侧大隐静脉,结扎大隐静脉分支,用肝素盐水冲洗,加压扩张静脉;步骤同静脉动脉化。倒置后并阻断动脉,先吻合近端吻合口,吻合口大小与修剪成斜面的静脉口径一致,外膜一定剪除,先在吻合口上下端褥式固定两针,分别连续缝合吻合口两边,再吻合远端。注意移植静脉不能扭曲,松紧要适度,遵循血管吻合基本技术。

(4)术后处理:同静脉动脉化。

5. 原位大隐静脉转流术　基本同动脉旁路移植术。这一手术不游离大隐静脉做移植静脉,将大隐静脉的属支全部结扎并切除静脉瓣膜后,近心端与股动脉端侧吻合,远端与腘动脉或小腿动脉端侧吻合。手术的要点是要破坏静脉瓣膜,并结扎全部的静脉属支,包括深浅穿通支。由于符合血流动力学要求,所以手术效果是满意的。

术后处理:同静脉动脉化。

因血管重建术对缺血肢体的改善是药物治疗所不能比拟的,因此对于有满意流出道的病人,最好争取施行这种手术。

6. 经皮腔内血管成形术(percutaneous transluminal angioplasty, PTA)

(1)麻醉方法:局部浸润麻醉。

(2)手术指征:针对伴有重度间歇性跛行、静息痛或局灶性溃疡的病人。

(3)手术要点:仅限于血管闭塞性脉管炎三期的病人,且靶血管具备腔内开通可能,远端需要有流出道。采用同侧股动脉顺行穿刺或对侧股动脉逆行,以 5F 单弯导管在路图引导下小心打通闭塞段动脉后跟进导管,通过病变段到达病变远端动脉,穿刺"翻山"入路,造影明确病变部位、程度、流入和流出道等情况后确定手术部位。导入直径 2.0mm、2.5mm 或 3.0mm 球囊由远端向近端逐步扩张闭塞段血管,对于腘动脉或股浅动脉病变者选用 4.0mm 或 5.0mm 球囊扩张。

(4)术后处理:术后应用扩张血管和抗血小板药物,如阿司匹林等。

其他还有机械血栓抽吸、准分子激光消融等方法。

十、关于中西医结合治疗的几个问题

(一)辨证论治的规律

自 1959 年以来,全国各地对血栓闭塞性脉管炎的辨证分型作了不少研究,但多不一致,归纳起来有三种情况:①以中医理论为指导进行临床辨证论治;②以现代医学临床分期为基础,结合中医观点来治疗,即现代医学的某期相当于中医辨证的某型;③以固定某一方剂为基础,再随证加减治疗。通过多年来的临床实践,血栓闭塞性脉管炎的中西医结合疗法已初步定型,初步摸清了辨证论治的规律。根据中医学的理论,血栓闭塞性脉管炎的主要病机是寒湿之邪下侵,肢体气滞血瘀,血脉阻塞,阳气不能下达。在发病之初期表现为气滞血瘀,郁久则化热,热盛则肉腐、筋烂、骨脱,进而热毒炽盛。尚老根据血栓闭塞性脉管炎的发病过程、证候(局部和全身)的变化,并结合病人的体质强弱、气血虚实,将各期血栓闭塞性脉管炎分为阴寒型、血瘀型、湿热下注型、热毒炽盛型和气血两虚型五型。从近十年来的临床治疗经验来看,这种辨证分型还是比较切合实际的。由于病情的发展可以互相转化,因而辨证分型在临床治疗上不是孤立的,各型之间是既有区别,又有联系的。如有的病人两种治疗合用,或对同一病人先后应用两种以上治法。在以上五型的辨证治疗中,还应注意脏腑虚实,脾虚者应健脾和胃,肾虚者应温肾壮阳;在郁久化热阶段,还应分辨夹湿、夹湿热;在热毒炽盛的病人常表现正虚邪实,虚实夹杂。故在临床治疗中,要结合病人的具体情况,随证加减,以提高疗效。血栓闭塞性脉管炎主要是气滞血瘀,血液循环障碍,因此在辨证分型的治疗方剂中多重视活血化瘀药的应用。中国医学科学院和广州市中医医院治疗血栓闭塞性脉管炎均强调活血化瘀法的应用。但临床上单纯应用活血化瘀药疗效不够满意,只有在辨证论治的基础上应用,才能更好地发挥活血化瘀药的治疗作用,提高疗效。

(二)中西医结合治疗问题

尚老认为中西医结合治疗血栓闭塞性脉管炎,应明确西医诊断与分期,既要充分发挥中医辨证论治的特点,同时根据病情应用西医的有效疗法,如选用有效抗生素控制肢体坏疽感染,补充维生素及其他西药,以及创面处理等,均为不可忽视的有效疗法。中西医结合诊断和治疗,相互取长补短,是提高疗效的关键。

(三)手术处理问题

尚老指出血栓闭塞性脉管炎病人的肢体由于血运障碍发生溃烂、坏疽继发感染时,应当积极地控制感染和注意创面处理,而手术处理是中西医结合治疗中不可忽视的重要措施。肢体坏疽的程度与血运有密切关系。而足部坏死组织与健康组织能形成明显的分界线,说明坏疽感染稳定,肢体血运还有一些基础,此时施行坏死组织切除就能取得成功。趾(指)端局限性坏疽时施行趾(指)部分切除缝合术,以及对创面施行植皮术等手术处理措施,结合中医辨证论治,合理使用抗生素,可以缩短疗程,及时控制感染,能有效解除病人的剧烈疼痛,加速创面的顺利愈合,使大多数肢体坏疽的病人保存了肢体,避免了截肢。据尚老临床经验,并非所有严重肢体坏疽的病人必须施行截肢手术,应对肢体坏疽的具体情况进行具体分析。虽然发黑坏疽扩展到踝关节,只要是单纯皮肤坏疽,当患肢血运改善,坏疽皮肤与基底健康组织逐渐分离松动时,应及时将坏疽皮肤、皮下组织一并切除,直达足前部深在性坏疽处为止。发黑坏疽皮肤一经切除,踝关节处创面肉芽和上皮组织即可生长爬行,渐渐向足前端推移,只要深在性坏疽与健康组织形成分界线,应争取早些切除足前半部坏死组织。当创面肉芽情况允许,应尽早植皮,促进创面愈合。尚老应用这些手术处理方法,曾多次保留了病人的肢体,避免了截肢手术。

（四）今后努力研究的问题

中西医结合治疗血栓闭塞性脉管炎取得了满意的效果,从临床资料报道来看,临床治愈与显著好转率达70%~85%。在肯定疗效的同时,尚老认为今后应努力研究以下问题:

1. 治疗规律问题　虽然疗效的好坏与血栓闭塞性脉管炎病变的轻重和侧支血管代偿的程度有密切关系,但有些治疗规律尚未完全摸清,有的病人效果显著,疗效迅速,有的病人虽经各种治疗(补气养血、温经散寒、活血化瘀等)仍遗留缺血症状,因此,需要进一步提高临床治疗效果和缩短疗程。

2. 坏疽感染问题　对某些病例还不能完全有把握控制肢体坏疽继发感染,如果能有效控制肢体坏疽感染扩展,那么可以基本避免截肢手术。

3. 复发问题　临床治愈后,如何巩固疗效和防止复发是一个很重要的问题。而单纯从临床角度不可能完全解决,尤其重要的是应加强病人的自身防护工作。从1976年血栓闭塞性脉管炎180例临床总结中,对45例临床治愈进行远期疗效随访观察,复发率为46.7%。中西医结合治疗血栓闭塞性脉管炎的远期疗效各地报道悬殊,其复发率低者为15.0%,复发率高者达41.5%~60.0%。关于巩固疗效和防止复发是一个多方面的问题,今后应注意研究。尚老认为,如能注意以下几点可以防止或减少复发机会:①坚持系统治疗6个月;②严格戒烟;③避免寒冻;④防止外伤。临床上曾见到足残端和截肢残端外伤后发生坏疽,因此临床治愈后肢体的保护甚为重要。

4. 治疗原理问题　目前中医中药的治疗原理还未深入进行研究,这是关系到提高临床疗效和把中西医结合治疗血栓闭塞性脉管炎提高到现代医学科学水平的一个重要问题。

5. 病因问题　血栓闭塞性脉管炎的发病原因,至今尚未完全清楚,应与临床实践密切结合,便于提出更多的线索进行研究。病因问题的解决,对临床诊断和治疗,以及对进行有效的预防均有重要的关系。

（五）中西医结合治疗血栓闭塞性脉管炎经验精粹

血栓闭塞性脉管炎是比较常见的周围血管疾病,以工人和农民发病率较高(占64.8%),多发生于青壮年男性,严重影响劳动人民的健康和劳动生产。目前,中西医结合治疗本病已取得满意效果。尚老总结1959年至1975年7月,中西医结合治疗血栓闭塞性脉管炎401例,其中大多数为坏死期病人291例(占72.6%)。临床治愈186例(占46.4%),显著好转79例(占19.7%),进步84例(占20.9%),总有效率为87.0%。无效52例(占13.0%),其中截肢者38例,截肢率为9.5%。尚老根据临床实践提出中西医结合治疗本病的精粹体会。

1. 关于诊断和鉴别诊断 详细询问病史和认真进行体格检查对血栓闭塞性脉管炎的诊断和鉴别诊断极为重要。尤其应重视脉管炎的早期诊断,便于早期进行中西医结合治疗。临床诊断时应注意以下几点:

(1)要重视脉管炎的发病诱因:脉管炎的病因尚未完全清楚,一般认为长期吸烟、寒冻等因素可导致发病。总结的401例血栓闭塞性脉管炎病人中,有长期严重吸烟者占88.7%,有受寒冻史者占52.1%。在寒冷地区脉管炎发病率较高,而且大多数病人在寒冷季节发病或使病情加重。此外,还应重视与性激素的关系,脉管炎绝大多数为男性,女性很罕见。401例脉管炎中,男性394例,女性7例,男女之比为56.3∶1,而且大多数为青壮年(20~40岁),占85.7%。因此,临床上重视脉管炎的发病诱因,可有助于脉管炎的诊断。

(2)要掌握脉管炎的各种临床表现:脉管炎的临床表现因血管闭塞的部位、侧支血管建立的情况及病人身体强弱而有所不同,但总体是由肢体缺血所致。发病时首先由下肢开始,常从足趾端起,而后累及其他肢体,单独发生在上肢者很罕见。尚老(1978年)统计的401例脉管炎中,发生于下肢者占73.8%,单独发生于上肢仅占0.7%。这种侵犯肢体的部位和顺序,临床诊断时应加以注意。(1969年)对221例脉管炎的临床症状与体征之分析,其早期临床表现:肢体发凉、怕冷占99.1%,下肢疼痛占90.0%,间歇性跛行占89.6%,麻木占78.7%,酸胀占64.2%。这些早期临床表现,对早期诊断颇有价值。在大多数情况下如能重视这些临床表现,诊断脉管炎并不困难。这里还应该指出:下肢间歇性跛行疼痛主要在足跖部和小腿,单独首先发生大腿疼痛者,一般不是脉管炎,应当考虑其他疾病。对临床表

现不典型者,如不详细询问病史、认真检查,则容易发生误诊,延误治疗。尚老所见临床表现不典型者有以下几种情况:

1)肢体不痛:脉管炎病人肢体不出现疼痛十分少见,然而,病人已有其他临床表现,应加以全面分析。

2)肢体怕热:在一般情况下此类病人肢体发凉、怕冷不明显,而肢体怕热,尤其是在夏季为明显,同时此时病人已存在其他临床表现。

3)首先发作游走性血栓性浅静脉炎:脉管炎病人肢体反复发作血栓性浅静脉炎约占 30%~55%,是有诊断意义的一个特征。可是有些病人肢体首先发作血栓性浅静脉炎,在半年或一两年以后才出现肢体缺血表现,发生典型的脉管炎。临床上如不注意"反复发作游走性"这个特点,警惕性不高,往往误诊为一般血栓性浅静脉炎而延误治疗。因此,对下肢发作的血栓性浅静脉炎而无其他原因可查询者,不要轻易排除脉管炎的可能。

4)首先发作关节痛:脉管炎病人首先发作下肢关节痛很少见,而后出现肢体缺血表现和足部动脉搏动减弱或消失。因此,在发病的早期可被误诊为风湿性关节炎,按抗风湿治疗无效,最后发现为脉管炎。

5)单个足趾缺血表现:有很少脉管炎病人出现单个足趾或 2 个足趾发病,足趾发凉、怕冷,颜色改变,有时症状好转。这是由于单纯趾动脉痉挛或闭塞所致,如不认真分析,可误诊为雷诺病(肢体动脉痉挛症)。

6)单个甲沟炎表现:没有发凉和间歇性跛行,查体有缺血体征。

可以这样说,凡是青壮年男性主诉有下肢发凉发冷、下肢疼痛、间歇性跛行、麻木、酸胀时,就应考虑到有血栓闭塞性脉管炎的可能性,此时多有足部动脉搏动减弱或消失,如果足部并发溃疡或坏疽,则可以明确诊断。

(3)血栓闭塞性脉管炎的诊断要求:

1)既要做出正确的现代医学诊断,明确临床分期,又要表达中医学的辨证内容,明确中医辨证分型,使诊断更加具体化,便于中西医结合治疗。

2）应当辩证地认识局部与整体的关系,既要注意患肢的局部变化,又要重视病人的全身情况。

3）要随时注意与其他容易混淆的疾病相鉴别。临床上与其相鉴别的疾病有:闭塞性动脉粥样硬化、雷诺病、大动脉炎、动脉栓塞、糖尿病坏疽、结节性动脉周围炎、平足症等。近年来,肢体末梢小动脉病变和微型栓塞有增多趋势,如蓝指/趾综合征,是多种疾病所并发,包括有:①由动脉粥样硬化和心脏的微栓子引起;②血液黏滞性疾病,如冷沉淀球蛋白血症、冷沉淀纤维蛋白血症、冷凝集素综合征、真性红细胞增多症、白血病和巨球蛋白血症等;③血液高凝状态,如恶性肿瘤、糖尿病、抗磷脂抗体综合征、原发性血小板增多症、红斑性肢痛症和弥散性血管内凝血(DIC)等;④脉管炎症,如多发性微动脉炎、结节性多动脉炎和系统性红斑狼疮(有报告为首发病变)等;⑤其他疾病,如异常钙化、溃疡性结肠炎、骨髓细胞增多症和激素并发症等。对于这些疾病,有时诊断为血栓闭塞性脉管炎。对此应该做出肢体小动脉炎或小动脉栓塞的诊断,而给予中西医结合治疗,同时也应该对原发性疾病明确诊断。

2. 关于辨证治疗　中医学辨证论治强调局部与整体相结合,根据疾病的发生和发展过程,证候的变化情况,结合病人的全身情况,而采用不同的治疗法则。目前,血栓闭塞性脉管炎辨证论治多不一致,有三种情况:①以中医理论为指导进行临床辨证论治;②以现代医学临床分期为基础,结合中医观点来治疗,即现代医学的某期相当于中医辨证的某型;③以固定某一方剂为基础,再随证加减治疗。根据脉管炎的发病过程、证候(局部和全身)的变化,结合病人的体质强弱,将各期脉管炎的临床辨证分为五型:①阴寒型。寒凝血瘀,经络瘀阻。患肢喜暖怕冷,冰凉,皮肤苍白,苔薄白,舌质淡,脉沉细或迟。宜温经散寒,服用阳和汤加味为好。②血瘀型。气滞血瘀,瘀阻为重。患肢固定性疼痛,呈紫红或青紫色,或有瘀斑,苔薄白,舌质红绛或有瘀斑,脉沉细涩。宜活血化瘀,服用活血通脉饮。③湿热下注型。为寒湿郁久化热的初期阶段。肢体发红、肿胀、疼痛,或发作血栓性浅静脉炎,苔黄腻,舌质红,脉象弦数。宜清热利湿,服用四妙勇安汤加味为妥。④热毒炽盛型。为寒湿郁久化热的炽盛阶段。肢体溃烂、坏疽,红肿热痛,发热,喜凉怕热,苔黄燥,舌质红绛,脉洪数。宜清热解毒,服用四妙活血汤较好。⑤气血两虚型。为正气不足,气血两亏。病人身体虚弱,面色萎黄,消瘦无力,或创口久不愈合,苔薄白,舌质淡,脉沉细无力。宜补气养血,服用顾步汤加减。这种辨证分型在临床治疗上不是孤立的,各型之间是既有区别又有联系的。

还应注意脏腑虚实,脾虚者应健脾和胃,肾虚者应温肾壮阳。并应分辨夹湿、夹湿热或虚实夹杂。

在辨证治疗时,还应注意以下两个阶段:①炎变阶段。是指急性血管炎变期,患肢反复发作游走性血栓性浅静脉炎,缺血明显,坏疽处于发展中,分界线不清楚,或者肢端瘀血斑扩展加重。在此阶段,应清热解毒为主,佐以活血化瘀,服用四妙勇安汤加味,并可考虑使用激素、抗生素等,以迅速消除血管炎变。而不适宜使用活血化瘀为主治疗,如过多使用活血化瘀药,可激发血管炎变,加快毒素吸收,使血小板黏附聚集性增高,而促进血液凝固性增高,血流缓慢,可致血栓形成,加重肢体微循环障碍。②稳定阶段。血管炎症已停止发展,肢体缺血显著改善,溃疡逐渐缩小或愈合,疾病处于恢复期。在此阶段,可应用补气养血、活血化瘀法,佐以温经散寒法,服用顾步汤加减或合用阳和汤加味,以增强机体的抵抗力,扩张周围血管,促进侧支循环的建立,改善肢体血液循环,使疾病逐渐痊愈。临证体会,在稳定阶段,病人服用顾步汤加减和活血通脉片,常有助于巩固疗效。

中西医结合治疗脉管炎应当重视辨证论治,以提高临床治疗效果。江苏省中医研究所(1975年)治疗血栓闭塞性脉管炎强调辨证论治时,认为以培补气血为基础效果好。广州市中医医院(1972年)治疗血栓闭塞性脉管炎强调明确现代医学诊断分期和辨证论治相结合,主张抓住"补""通"二字进行治疗。

3. 关于肢体疼痛的原因及其处理　血栓闭塞性脉管炎病人肢体疼痛的原因是多方面的,临床上应该根据病情进行具体分析,不应单纯片面强调用止痛的方法来解决问题。临床观察有缺血性疼痛、血管痉挛性疼痛、缺血性神经疼痛、感染性疼痛和异物刺激性疼痛。根据这些疼痛的原因进行处理,才能取得满意效果。血栓闭塞性脉管炎病人肢体的剧烈疼痛,是由于血液循环障碍引起的,因此,临床治疗上必须以改善和解决肢体血液循环障碍为主。此外,当肢体严重缺血引起溃疡或坏疽时,则出现剧烈疼痛,此时,肢体局部继发感染和坏死组织的刺激常是引起肢体疼痛的主要因素。所以,临床治疗时应以清热解毒为主,佐以活血化瘀,并选用有效抗生素积极控制肢体感染,及时施行手术切除坏死组织常可迅速缓解肢体剧烈疼痛。临床上曾多次遇到,有些病人肢体坏疽感染,高热,剧痛,但在坏疽的足趾切除后,高热下降,剧痛消失,创口逐渐愈合,避免了截肢手术。

对一般轻度疼痛的病人,可应用针刺疗法,或应用当归注射液、丹参注射液、0.5%利多卡因或是普鲁卡因溶液等穴位注射。服用通脉安也有满意效果。对疼痛较重的病人可使用中药麻醉,中麻Ⅰ号2.5~5mg(或中麻Ⅱ号2mg)加氯丙嗪25mg,用生理盐水10ml稀释后静脉缓慢推注,或中麻Ⅰ号2.5~5mg(或中麻Ⅱ号2mg)加氯丙嗪25mg,取足三里、三阴交穴位注射,一般中药麻醉可隔日晚间使用1次,可入睡6~8小时,连续使用3~5次后,肢体剧烈疼痛就可缓解或消失。同时,还可以扩张周围血管,改善肢体血液循环。或是口服麻醉镇痛药,如曲马多缓释片、吗啡类药物。

4. 促进创口愈合问题　对血栓闭塞性脉管炎病人,除中西医结合全身性整体治疗之外,如肢体发生溃疡或坏疽时,创口的处理是一个很重要的问题,不应当忽视。血栓闭塞性脉管炎病人的创口是由于血液循环障碍引起的,这与一般创口不同。这种创口愈合缓慢,而且不容易顺利愈合,往往反复数次,最后才能完全愈合。临床处理时必须要考虑到这种创口的特殊性。

促进创口愈合应注意以下几点。

(1) 全身性治疗:中西医结合治疗改善肢体血液循环,如辨证论治内服中药,大剂量维生素 B、维生素 C 应用,肢体坏疽感染时使用抗生素,病人衰弱、贫血、脱水者应补液、输血等,这些都是非常重要的治疗措施。

1962 年以来,我们应用维生素 B_1 穴位注射疗法,通过临床实践证明,能够强壮身体,缓解症状,对促进创口愈合有良好作用。

(2) 创口的处理:对创口的观察和处理,应注意影响创口愈合的各种因素,如创口局部用药不当、创口周围硬性痂皮形成、肉芽组织过度增生、创口异物及坏死组织存留、骨残端骨髓炎形成、腱鞘感染形成和创面过大等。如能正确解决上述影响创口愈合的因素,同时又重视全身整体性治疗,一般能够使创口顺利愈合。

此外,创口忌用有腐蚀性的中药,以免引起病人剧烈疼痛和创口感染加重。创口的局部用药,必须在改善和恢复肢体血液循环的情况下才能发挥作用。

5. 关于手术处理问题 血栓闭塞性脉管炎病人肢体发生坏疽继发感染时,应当积极地控制感染和注意创口的处理,而手术处理是中西医结合治疗中不可忽视的重要措施。当坏死组织与健康组织形成明显的分界线,坏疽已停止发展时,可施行坏死组织切除术。趾(指)端局限性坏疽,感染基本控制,可施行趾(指)部分切除缝合术。对 48 例三期 1 级病情稳定的脉管炎病人施行 59 次趾(指)部分切除缝合术,创口愈合优良率达 83.0%,大大缩短疗程,减少病人的痛苦。如系慢性溃疡或创面过大,创面感染控制,肉芽组织比较新鲜,可施行邮票状植皮术,对促进创口愈合有良好作用。

目前,中西医结合治疗血栓闭塞性脉管炎,对大多数病人均能取得满意效果。但对病人肢体严重坏疽继发感染扩展到踝关节及小腿时,还不能完全避免截肢手术。总结的 401 例脉管炎病人中,施行截肢手术者 38 例,3 级坏死 27 例,2 级坏死 11 例,均为严重肢体坏疽继发感染病例。经过中西医结合治疗后,由于肢体血液循环改善,因此截肢平面可下降,除非特殊情况,一般施行膝下小腿截肢就能获得成功,并不影响创口的顺利愈合。

然而,并非所有严重肢体坏疽的病人都需施行截肢手术,应该经常注意创口的情况,对病人的全身情况和局部变化进行具体分析。如病人全身情况比较好,虽然足部坏疽较重,但小腿肌肉较丰满,有利于肢体侧支循环建立,改善血液循环,则保存肢体很有希望。虽然有的病人肢体坏疽扩展到踝关节,如果只是皮肤发黑坏疽,当坏死皮肤与健康组织脱离松动时,可将坏死皮肤切除,有利于创面肉芽组织生长,上皮逐渐生长爬行,向足前部推移,最后施行半足切除,创口愈合,保存了病人的肢体,避免了截肢手术。截肢会给病人造成终身残疾,必须慎重考虑,绝不能轻易施行截肢手术。

6. 存在的问题 中西医结合治疗血栓闭塞性脉管炎取得了满意的效果,但是以下问题仍然没有彻底解决。

(1)病因问题:血栓闭塞性脉管炎的发病原因至今尚未完全清楚,应与临床实践密切结合,借助更先进的检测方法,进行进一步研究。

(2)治疗原理问题:中医中药治疗作用原理尚未深入进行研究,还没有理想的治疗药物,还应研发新型制剂和探索新的治疗途径。

(3)复发问题:仍然没有理想的预警手段,临床治愈后,应如何巩固疗效和防止复发,也没有令人信服的结论。因此病人在45岁之前都应密切观察,不能大意。

此外,还应注意控制肢体坏疽继发感染和进一步提高临床治疗效果,治疗周期长,见效慢,腔内治疗后再闭塞发生等都是突出问题。

第十章

▽

护 理

　　患血栓闭塞性脉管炎之后,由于出现明显的肢体缺血症状,影响劳动和工作,病人常常忧虑不安,害怕病情发展加重。尤其是肢体发生溃疡和坏疽时,出现的剧烈疼痛,使病人痛苦很大,丧失治疗的信心。在临床上,应向病人宣传防治脉管炎常识,解除其思想顾虑,坚持与疾病作顽强的斗争,增强战胜疾病的信心。因此,血栓闭塞性脉管炎的护理对临床治疗十分重要。

(一) 一般护理

　　1. 饮食　一般病人给予普通饮食;脾胃虚弱的病人给予软饭或半流质饮食等。忌食过冷、辛辣等刺激性食物。

　　2. 严格戒烟　长期吸烟是发生血栓闭塞性脉管炎的因素之一,烟草中所含尼古丁,能引起周围血管痉挛,而且能加重病理过程。患病后如再继续吸烟,能使症状加重或复发,增加了病人的痛苦,延长了疗程。实际上严格戒烟是临床治疗措施之一。病人来院就诊或入院时,应向病人宣传吸烟的害处,提出严格终身戒烟的要求。

　　3. 加强肢体功能锻炼　病人由于长期卧床、屈膝抱足而坐,可使膝、踝关节挛缩僵硬,发生关节活动功能障碍,以及肢体有不同程度的肌肉萎缩。对一般轻病人,以及经中西医结合治疗创口局限稳定或基本愈合时,应鼓励病人早期下床活动,如步行锻炼和打太极拳等,逐渐增加运动量和延长活动时间。病人不能下床活动者,应经常进行肢体伸屈活动或按摩患肢等。这些活动锻炼,有利于促进肢体侧支循环,防止关节挛缩和肌肉萎缩。

　　4. 预防压疮　由于病情严重,病人抱足而坐或长期卧床,翻身少,使臀部、腰骶部骨隆起处受压迫而发生压疮,或使足跟部发生压迫性坏死。应协助病人经常改变体位和翻身,用75%乙醇按摩受压部位,改善局部血液循环,以预防发生压疮。

5. 保温　受寒冻是发生血栓闭塞性脉管炎因素之一,并可加重病情。病人对寒冷特别敏感,有些病人在每年的10月间已经穿着棉鞋。因此防寒保暖在临床治疗中十分重要。被褥应柔软舒适,没有皱褶,达到应有的保暖作用。必要时患肢可用热水袋保暖。每晚可用温热水洗脚,以改善患肢血液循环。在严寒冬季里,房间要生火炉,或有供暖设备,室温应保持在25℃左右。

此外,病人肢体坏疽继发感染,神志模糊者,应保证病人安全,防止坠床等外伤。

（二）服中药的观察与护理

1. 服药方法　每剂中药应煎2次,分头煎、二煎,每次煎出大半碗(约250ml),然后将两次所煎药汤混合在一起,分2次温服。最好上午服1次,下午或晚上再服1次。病情严重者,可每日服中药2剂,分4次服。

2. 注意事项

（1）要按时服中药,不可中断治疗,以免影响疗效。

（2）如有冲服药粉和黄酒时,应随汤药一起送服,这样更能发挥治疗效果。

（3）每剂中药煎好后,应在当日服完,不要过夜。尤其是在炎热的夏季,药汤过夜后容易变质,影响疗效和发生不良反应。

3. 疗效观察　治疗期间注意病人的症状与体征的改变,如患肢皮肤颜色、温度、动脉搏动情况、舌苔的变化,以及创口情况等。白花丹参注射液静脉滴注过程中,要仔细观察肢体血液循环改善情况。

4. 治疗反应　一般病人服中药多无不良反应,甚至连服3~6个月也无不适,但个别病人能产生一些不适反应。据尚老临床观察不适反应如下:

（1）腹泻:服用四妙勇安汤加味时,可发生腹泻稀软便,每日2~3次,腹部隐痛不适,大便化验无异常,在停服中药后,腹泻随之消失。

（2）纳呆恶心:内服清热解毒药(四妙勇安汤加味等)或活血化

瘀药(活血通脉饮等),尤其是服中药时间较长的病人,可有胃纳减退、腹部胀满或恶心现象。当给予调理脾胃和暂停中药后,这种现象消失。

(3)口干及咽部异物感:病人服用温热药物,如阳和汤加减和参桂再造丸时,可出现口干渴,饮水较多,同时有咽部充血及异物感,这种现象并不影响治疗,也可暂停药观察。

(4)头晕:仅有个别病人服用阳和汤加减时,出现头晕现象,测量血压在正常范围,可能与脑部血管扩张有关。暂停中药3~5日后,这种现象自行消失。

(5)皮肤丘疹:某些病人服用四虫丸后,皮肤出现米粒样红色小丘疹,无异常不适,或有轻微发痒,暂停服药3~5日后,皮肤丘疹自行消退。

在临床护理中,应注意服药反应,及时进行处理,并向病人解释清楚。

(三)创口的换药与护理

血栓闭塞性脉管炎并发肢体溃疡和坏疽时,应重视创口的换药与护理,以促进创口愈合,缩短疗程。应根据创口的具体情况进行换药,并观察创口的变化情况。

换药前,应准备好物品、敷料、药物。冬季里换药室应温暖,保持一定的温度,使病人舒适温暖,肢体不受寒冻。

换药时,应严格无菌技术,防止交叉感染或使感染加重。换药应仔细、耐心,操作轻柔、准确,尽量减轻病人的痛苦。每当换药完毕,必须洗手后,才能给下一个病人换药。应安排好换药次序:先换干净创口,再换感染较重的创口,最后给铜绿假单胞菌感染创口换药。换药时,在不增加病人痛苦的情况下,尽量剪除创面坏死组织,给创面愈合创造有利条件。当创面将要愈合时,要很好保护肉芽组织和上皮组织,使创口顺利愈合。

经常观察创口情况,对掌握手术时机,施行手术局部处理甚为重要。

一般以清洁换药为主,创面忌用有刺激性或腐蚀性药物。

（四）中药麻醉的应用与护理

中药麻醉对血栓闭塞性脉管炎具有良好的活血止痛作用,以静脉推注法效果好,3~5分钟病人即能入睡。中药麻醉是一种全身麻醉,临床应用时,应密切观察和加强护理。

1. 中药麻醉前的准备

（1）介绍中药麻醉的治疗作用和注意事项,消除病人的思想顾虑。

（2）注意检查心、肝、肾疾病。

（3）测量体温、脉搏、呼吸和血压。

（4）让病人排空小便,摘掉假牙。

（5）病人取平卧低枕位,头偏向一侧。

（6）病人空腹时使用中药麻醉。

2. 中药麻醉后注意事项

（1）使用中药麻醉后,应守护在病人旁边,当病人安静入睡后才能暂时离去,且应经常注意观察病人的体温、脉搏、呼吸和血压变化。

（2）注意病人入睡和清醒时间,以及在中药麻醉过程中病人的反应。如呼吸不畅、呛咳,为舌根下坠,可托起病人下颌和头部偏向一侧后即刻消失。要特别注意因舌根下坠堵塞呼吸道,引起窒息。

（3）病人出现兴奋躁动时,要防止病人受伤或坠床;可追加镇静剂,或使用中麻Ⅱ号催醒剂1mg肌内注射,可使躁动马上消失。

（4）个别病人出现意识模糊,手足不自主地摸动时,可使用镇静剂。

（5）病人中药麻醉清醒时,可有口干、视物模糊、胃纳不振等,均能自行消失。

（6）中药麻醉后发生体表包块,可能因局部受压,血浆渗出积聚所致。应防止包块受压,局部热敷,一般可自行消退,或应用活血化瘀疗法。

（五）外治疗法的应用与护理

1. 熏洗疗法　应用中药煎汤乘热在患肢进行熏洗治疗时应注意以下事项。

（1）应向病人说明熏洗疗法的优点和操作方法,使病人自己掌握进行治疗。

（2）事先准备好木盆、木桶、脸盆等，以便熏洗时应用。

（3）肢体有溃疡和湿性坏疽熏洗时，应严格无菌技术，熏洗后应常规换药。每日用1剂洗药，熏洗1次，可连用15~30次，为1个疗程。

（4）肢体未溃破者，每日熏洗2次，连用30日为1个疗程。在秋冬季节，每剂洗药可熏洗3日。夏天，每剂洗药当日应用，不可过夜。

（5）熏洗时药汤的温度适当，病人有舒适感觉。如温度过高，增强患肢局部组织代谢，则症状加重。

（6）冬季熏洗时，应注意保暖。

2. **药膏外敷疗法** 药膏外敷疗法是外科重要外治疗法之一，有良好效果，与内服药物配合治疗可以提高疗效。血栓闭塞性脉管炎发生游走性血栓性浅静脉炎，或肢体坏疽感染，足背部、小腿发红肿胀者，外敷大青膏、茅菇膏等具有清热解毒、活血消肿作用的药膏。

应用时将药膏摊在油纸、塑料纸或消毒纱布上，厚约0.5~1.0cm，外敷患处，每日换敷1~2次。如药膏加少许蜂蜜调敷则效果更好。

有个别病人外敷药膏数日后，局部皮肤发生红色小丘疹，有痒感，暂时停用后即可消失。

病人足趾溃烂感染，可创口常规换药，足背部外敷药膏。

（六）术前后的护理

1. 术前准备

（1）根据病人的具体情况，向病人说明手术的必要性，解除其思想顾虑。

（2）病人衰弱者，给予支持疗法并纠正水电解质紊乱，辨证论治内服中药治疗。

（3）中西医结合治疗，使用抗生素，积极控制肢体坏疽感染，消除患肢肿胀。

（4）对截肢病人，可应用25%硫酸镁10ml，加25%葡萄糖液40ml、维生素C 500mg，缓慢静脉推注，观察病人患肢出现热感的平面，对判断截肢平面有所帮助。

（5）病人截肢者，应常规做好患肢皮肤、腰部皮肤准备。

（6）术前给予镇静剂,可足三里穴位注射。

（7）截肢病人,手术当日禁食;小剂量腰麻,施行手术局部处理者,病人可不绝对禁食,应少量进食为妥。

（8）手术或是介入腔内治疗时间长者,需要留置导尿管。

2. 术后处理

（1）病人取平卧位,将患肢舒适平放。

（2）注意病人饮食营养,尽快恢复健康。

（3）观察病人的血压、脉搏、体温、舌苔和脉象的变化。

（4）内服中药并应用抗生素,防止创口感染,促进创口顺利愈合。

（5）病人截肢后,应注意纠正水电解质紊乱和发生低血钾,必要时补液、补钾和输血。

（6）注意观察趾残端、截肢残端的并发症,及时处理。

（7）观察肢端的颜色、温度、动脉搏动情况,以及穿刺部位有无渗血。

第十一章

▽

治疗血栓闭塞性脉管炎常用方剂

一、内服方剂

1. 四妙勇安汤加味（经验方）

【处方】金银花、玄参各 30g,当归、赤芍、牛膝各 15g,黄柏、黄芩、栀子、连翘、苍术、防己、紫草、生甘草各 10g,红花 6g。

【用法】水煎服。

【功用】清热利湿、活血化瘀。

【主治】主要用于闭塞性动脉疾病肢体轻度坏疽感染、糖尿病性肢体坏疽、急性下肢血栓性浅静脉炎、急性下肢深静脉血栓形成、下肢急性蜂窝织炎、下肢丹毒、下肢血管炎、下肢结节性红斑、痛风等,以及下肢静脉曲张继发感染、足癣继发感染等,辨证属湿热下注型者。

为尚老 1964 年创用方剂。由于应用取得显著疗效,至今临床不敢轻易改动药味和剂量。临床应用时,结合解毒散瘀洗药、硝矾洗药外洗患处,或外敷大青膏等,疗效更佳。

2. 四虫丸（经验方）

【处方】蜈蚣、全蝎、土鳖虫、地龙各等份。

【制法】将上药共研为细末,水泛为丸,如绿豆大,晾干,备用。或压制成 0.3g 的片剂。

【用法】每次服 1.5~3g,或每次服 5~10 片,每日服 2~3 次。

【功用】解毒镇痉、活血化瘀、通络止痛。

【主治】血栓闭塞性脉管炎、血栓性静脉炎、淋巴结结核、骨与骨关节结核等。

此方剂为尚老1964年所创用,广泛应用于临床治疗,取得显著疗效。尚老主要用于以下病症:①周围血管疾病,如血栓闭塞性脉管炎、闭塞性动脉粥样硬化症、大动脉炎、血栓性浅静脉炎、下肢深静脉血栓形成等。对血栓性浅静脉炎,单用四虫片就可以使浅静脉炎症病变消退;②结节性血管炎、结节性红斑、硬红斑等;③乳腺小叶增生症、乳房炎性包块等;④颈淋巴结结核、甲状腺腺瘤,有软坚散结作用,可使结核、腺瘤消退,其机制应进一步研究;⑤腹部术后并发肠粘连、腹腔炎块等;⑥软组织挫伤、骨折,局部瘀血肿痛;⑦风湿性关节炎、类风湿性关节炎等;⑧结核性腹膜炎、骨结核等,对骨结核、局限性骨破坏病灶,连续内服四虫片2个月后,病灶吸收消退;⑨心脑血管疾病等。尚老认为土鳖虫,有活血生新作用。

3. 阳和汤加味(经验方)

【处方】熟地黄、炙黄芪、鸡血藤各30g,党参、当归、干姜、赤芍、怀牛膝各15g,肉桂、白芥子、熟附子,炙甘草、鹿角霜(冲)各10g,地龙12g,麻黄6g。

【用法】水煎服。

【功用】温经散寒、活血通络。

【主治】血栓闭塞性脉管炎、肢体动脉痉挛症、闭塞性动脉粥样硬化症、冻疮等。辨证属慢性虚寒性血瘀证,证见肢体发凉、怕冷。

为尚老1964年创用方剂。成为治疗外科疾病和周围血管疾病的重要方剂。

4. 活血通脉饮(经验方)

【处方】丹参、金银花各30g,赤芍、土茯苓各60g,当归、川芎各15g。

【用法】水煎服。

【功用】活血化瘀。

【主治】血栓闭塞性脉管炎、闭塞性动脉粥样硬化症、肢体动脉痉挛症、血栓性浅静脉炎、下肢深静脉血栓形成、下肢静脉曲张等,辨证属慢性血瘀证、外科慢性炎症,为治疗周围血管疾病重要方剂。

5. 活血通脉饮Ⅱ号(经验方)

【处方】丹参30g,赤芍60g,当归、川芎、鸡血藤、川牛膝各15g。

【用法】水煎服。

【功用】活血化瘀。

【主治】血栓闭塞性脉管炎、闭塞性动脉粥样硬化等。

6. 活血祛瘀片（山东中医药大学附属医院）

【处方】刘寄奴 45g，制无名异 60g，当归、赤芍、羌活各 30g，红花、甲珠（现为受保护动物，需用替代品）、土鳖虫各 24g，木香 18g，生大黄、公丁香各 15g。

【制法】共研为细末，压制成 0.3g 的片剂，备用。

【用法】每次服 10 片，每日服 3 次。

【功用】活血散瘀、通络消肿。

【主治】血瘀型血栓闭塞性脉管炎、肢体动脉痉挛症等。

7. 四妙活血汤（吉林大学医学院）

【处方】金银花、蒲公英、紫花地丁各 30g，玄参、当归、黄芪、生地黄、丹参各 15g，牛膝、连翘、漏芦、防己各 12g，黄芩、黄柏、贯众、红花各 10g，乳香、没药各 3g。

【用法】水煎服。

【功用】清热解毒、活血化瘀。

【主治】血栓闭塞性脉管炎等。

8. 西黄丸（中药成药）（《外科证治全生集》）

【处方】牛黄 0.9g，麝香 4.5g，乳香、没药各 30g。

【制法】共研为细末，用黄米饭 30g，捣和为丸，如莱菔子大，晒干、备用。

【用法】每次服 3~6g，热陈酒送下，每日服 2~3 次。

【功用】清热解毒、活血散结。

【主治】急性、慢性炎症，如丹毒、急性淋巴结炎、髂窝脓肿、肋软骨炎、急性附睾睾丸炎等；各种癌症；血栓闭塞性脉管炎（急性活动期或肢体坏疽者）、大动脉炎（急性活动期）、下肢深静脉血栓形成（湿热型和瘀结型）等。

注：此方剂是清代王洪绪《外科证治全生集》所创用，为外科著名清热活血方剂，临床应用于治疗急性炎症，或慢性炎症，遗留瘀血炎块等颇有疗效。每次服 3~6g，每日服 2 次。

9. 牛黄清心丸(中药成药)(《痘疹世医新法》)

【处方】牛黄 1.0g,黄连 15g,黄芩、生山栀各 10g,郁金 6g,朱砂 4.5g。

【制法】共研为细末,炼蜜为丸,每丸重 3g。

【用法】每次服 1 丸,每日服 2~3 次。

【功用】清热解毒。

【主治】轻度外科感染、血栓闭塞性脉管炎(湿热型、热毒型)、大动脉炎(急性活动期)等。

注:此方剂又名万氏牛黄清心丸,尚老认为此方具有清热解毒、抗菌消炎作用,对一般外科感染、术后低热等颇有效果。每次服 1 丸,每日服 3 次。

10. 顾步汤加减(经验方)

【处方】黄芪、党参、鸡血藤、石斛各 30g,当归、丹参、赤芍、牛膝、白术各 15g,甘草 10g。

【用法】水煎服。

【功用】补气养血、活血通脉。

【主治】血栓闭塞性脉管炎、大动脉炎等。同时,应用于周围血管疾病恢复期,作为巩固治疗和防止复发治疗。

11. 活血通脉酊(经验方)

【处方】按活血通脉饮原方加 5 倍剂量。

【制法】共为粗末,倒入缸内,每 500g 药末用酒精度为 62 度的白酒 500ml 浸拌均匀,放置 24~48 小时,使药末浸透膨胀。然后将酒浸药末平坦地放入渗滤桶内,要松紧合适,最后加酒慢慢渗滤(加酒数量可按每 500g 生药渗滤出活血通脉酊 750g 来计算),每分钟滴出药酒约 10ml 即成。

【用法】每次服 30ml,每日服 2~3 次。

【功用】活血化瘀。

【主治】血栓闭塞性脉管炎等。

12. 丹参酊(经验方)

【处方】丹参 100g,42 度白酒 1 000ml。

【制法】将丹参放入白酒内浸泡 7~15 日,然后慢慢渗滤,配制成丹参酊。

【用法】每次服 30ml,每日服 2~3 次。

【功用】活血化瘀。

【主治】血栓闭塞性脉管炎、肢体动脉痉挛症等。

13. 活血通脉片(经验方)

【处方】丹参 180g,赤芍、土茯苓各 90g,当归 60g,金银花、川芎各 30g。

【制法】共研为细末,压制成 0.3g 的片剂,备用。

【用法】每次服 20 片,每日服 3 次。

【功用】活血化瘀。

【主治】血栓闭塞性脉管炎恢复阶段,巩固疗效时服用,以及闭塞性动脉粥样硬化等。

14. 通脉安(山东中医药大学附属医院)

【处方】洋金花 1.5g,丹参 60g,鸡血藤、炒枣仁各 30g,当归、川芎、赤芍、琥珀各 15g,朱砂 1g。

【制法】共研为细末,炼蜜为丸,每丸重 10g。或压制成 0.3g 的片剂。

【用法】每次服 1 丸,每日服 2~3 次。或每次服 5~10 片,每日服 3 次。

【功用】活血止痛、镇静安神。

【主治】血栓闭塞性脉管炎、闭塞性动脉粥样硬化、肢体动脉痉挛症等。

15. 温经通络丸(山东中医药大学附属医院)

【处方】马钱子 120g(水浸 3 日,刮去皮,切片晒干,香油炸透,如枣木色),白僵蚕 36g,熟附子 30g。

【制法】共研为细末,水泛为丸,如绿豆大小(约 0.05g),晾干,备用。

【用法】每次服 6 粒,每日服 3 次。

【功用】温经通络。

【主治】血栓闭塞性脉管炎并发缺血性神经炎等。

16. 散结片（山东中医药大学附属医院）

【处方】柴胡、生牡蛎、丹参、白芍、夏枯草、海藻、昆布、玄参、当归、大贝母、黄芩、猫爪草各 3 120g，香附、郁金、陈皮、山慈菇、川芎、红花、天葵子各 1 560g。

【制法】共研为细末，压制成 0.3g 的片剂，备用。

【用法】每次服 10 片，每日服 3 次。

【功用】软坚散结、活血通络、消肿止痛。

【主治】血栓闭塞性脉管炎、血栓性静脉炎、慢性炎块、烧伤瘢痕、腹腔粘连、结节性红斑、硬结性红斑、淋巴结结核、甲状腺腺瘤等。

17. 术后汤（经验方）

【处方】金银花、蒲公英、生地黄、赤芍各 30g，黄芩、当归、郁金、柴胡各 15g，龙胆草、川芎 12g。

【用法】水煎服。

【功用】清热解毒、滋阴凉血、活血化瘀、行气止痛。

【主治】用于腹部手术、甲状腺手术、乳房手术、周围血管疾病手术等之后。

注：此方剂为尚老于 1976 年所创用，广泛应用于外科术后病人，具有明显的抗菌消炎、滋阴活血作用，对防止创口感染和手术并发症等，有显著效果。

18. 补肾活血汤（经验方）

【处方】熟地黄 30g，续断、怀牛膝、桑寄生、鸡血藤、山药、淫羊藿、补骨脂、茯苓各 15g，当归、川芎、威灵仙、丹参、赤芍各 12g，白术 10g。

【用法】水煎服。

【功用】补肾活血、通络止痛。

【主治】颈椎病、增生性脊椎炎、增生性关节炎、肩关节周围炎，以及脑动脉硬化等。

注：此方剂是尚老根据我国传统医学肾主骨和瘀血证的理论，于 1965 年所创用，由补肾药物和活血化瘀药物所组成，主要用于治疗增生性骨关节炎，以及闭塞性动脉粥样硬化、脑动脉硬化等。对糖尿病并发肢体动脉闭塞症、周围神经炎有显著效果。具有强壮身体，补肾健脾，活血止痛作用。四虫片治疗骨关节退行性病变，可使骨关

节疼痛明显减轻或消失,恢复活动功能,补肾活血汤与四虫片结合应用,能增强活血止痛作用。

19. 舒脉康(经验方)

【处方】黄芪、丹参、当归、红花、全蝎、僵蚕、川芎、橘核等组成。

【制法】共研为细末,压制成 0.3g 的片剂。

【用法】每次服 10 片,每日服 3 次。

【功用】活血通脉、软坚散结。

【主治】闭塞性动脉粥样硬化、血栓闭塞性脉管炎、大动脉炎、下肢深静脉血栓形成、象皮肿,以及脑动脉硬化、脑血管病后遗症等。

20. 参茸大补丸(中药成药)

【用法】每次服 20 粒,每日服 3 次。

【功用】温肾活血。

【主治】适用于阴寒型血栓闭塞性脉管炎、肢体动脉痉挛症等。

21. 参桂再造丸(中药成药)

【用法】每次服 1 丸,每日服 3 次。

【功用】活血通脉。

【主治】适用于阴寒型血栓闭塞性脉管炎等。

22. 三七片(中药成药)

【用法】每次服 5 片,每日服 3 次。

【功用】散瘀止痛。

【主治】适用于血瘀型血栓闭塞性脉管炎等。

23. 十全大补丸(中药成药)

【用法】丸剂,口服。大蜜丸 1 丸 / 次,水蜜丸 6g/ 次,2~3 次 /d;浓缩丸,8~10 丸 / 次,3 次 /d。

【功用】补气养血、活血生肌。

【主治】适用于气血两虚型血栓闭塞性脉管炎等。

二、外 用 方 剂

1. 大青膏(山东中医药大学附属医院)

【处方】大青叶 60g,黄柏、大黄、乳香、没药、明矾、铅丹、黄连、芙蓉叶、铜绿、胆矾、五倍子各 30g。

【制法】共研为细末,用凡士林调和成膏。

【用法】摊于消毒纱布上,外敷患处,每日或隔日换敷 1 次。

【功用】清热解毒、消肿止痛。

【主治】一切急性化脓性感染疾病,局部红肿热痛者,如疖、痈、蜂窝织炎、丹毒和急性血栓性静脉炎等。

2. 茅菇膏(山东中医药大学附属医院)

【处方】芙蓉叶 15g,胆矾、铜绿、雄黄、硼砂各 4.5g,藤黄、生南星、生川乌、生草乌各 9g。

【制法】共研为细末,用凡士林调和成膏。

【用法】摊于消毒纱布上,外敷患处,每日或隔日换敷 1 次。

【功用】清热解毒、消肿止痛、软坚散结。

【主治】一切急性化脓性炎症,局部红肿热痛而有炎性硬块者,如急性淋巴结炎、急性乳房炎和血栓性静脉炎等。

3. 全蝎膏(黑龙江中医药大学附属医院)

【处方】全蝎 21 个,蜈蚣 3 条,冰片 6g,凡士林 375g。

【制法】将凡士林熔化,入全蝎、蜈蚣煎熬,至冒出白烟为度,过滤去渣,待温后,再入研细之冰片,搅拌均匀,冷后成膏。

【用法】外涂创口局部,或摊在消毒纱布上外敷伤口,每日换药 1 次。

【功用】祛腐生肌、活血止痛。

【主治】急性化脓性感染疾病创口有坏死组织,血栓闭塞性脉管炎、闭塞性动脉粥样硬化发生肢体坏疽溃烂,有坏死组织、剧烈疼痛者。

4. 大黄油纱布(山东中医药大学附属医院)

【处方】大黄 500g。

【制法】将大黄熬成浓汁,用凡士林调成膏,加纱布条经高压蒸气灭菌后,制成大黄油纱布,作换药用。

【用法】外敷伤口,每日换药 1 次。

【功用】解毒消炎。

【主治】急性化脓性感染伤口、脉管炎肢体溃烂、下肢溃疡而脓液较多者。

5. 玉红膏油纱布（山东中医药大学附属医院）

【处方】当归 60g，白芷 15g，紫草 6g，甘草 36g，血竭、轻粉各 12g，白蜡 60g，香油 500g。

【制法】将前四味药放入香油内浸泡 5 日，再将药煎枯为度，过滤去渣，继加热熬油，至滴水成珠。再把血竭、白蜡放入油内熔化，后再加入轻粉，搅匀成膏，加纱布条经高压蒸气灭菌后，制成玉红膏油纱布，备用。

【用法】外敷伤口，每日或隔日换药 1 次。

【功用】解毒去腐、生肌敛口。

【主治】一切溃疡，伤口坏死组织及脓液很少者。

6. 皮肤软膏（山东中医药大学附属医院）

【处方】水杨酸、安息香酸、硫黄粉各 40g。

【制法】将上药混合均匀，用凡士林 500g 调和成膏。如每 30g 药膏加入黄升丹 3g，则成黄升皮肤软膏。

【用法】外搽患处。

【功用】杀菌止痒。

【主治】手足癣、发癣等皮肤癣病，神经性皮炎、银屑病等。

7. 润肌膏油纱布（经验方）

【处方】当归、生地黄各 20g，紫草、甘草各 10g，凡士林 200g。

【制法】将四味药放入凡士林内，煎枯为度，过滤去渣，冷却后即成润肌膏。加纱布条经高压蒸气灭菌后，即制成润肌膏油纱布。

【用法】常规换药时，外敷创口，或外涂患处，每日 1 次。

【功用】润肤生肌。

【主治】用于慢性溃疡、肢体动脉缺血性溃疡、静脉瘀血性溃疡、烫伤、皮肤干裂等。

8. 丹参酊（经验方）

【处方】丹参、黄芩各 30g。

【制法】将上药放入 75% 乙醇 300ml 内浸泡 3~5 日，密封备用。

【用法】外涂患处，每日 3~5 次。

【功用】清热解毒、活血消肿。

【主治】一切急性化脓性炎症,局部红肿热痛,炎症浸润硬块,如疖、痈、蜂窝组织炎、脓性指头炎、丹毒、血栓性浅静脉炎,以及周围血管疾病肢体溃烂局部红肿热痛者。

三、熏 洗 方 剂

1. 解毒洗药(山东中医药大学附属医院)

【处方】蒲公英 30g,苦参、黄柏、连翘、木鳖子各 12g,金银花、白芷、赤芍、丹皮、甘草各 10g。

【用法】将上药用纱布包扎好,加水煎煮后,过滤去渣,乘热熏洗患处,每日 1~2 次,每次 1 小时。如有创口,熏洗后再常规换药。

【功用】清热解毒、活血消肿、去腐排脓。

【主治】一切急性化脓性感染疾病,红肿热痛或破溃流脓甚多者,如疖、痈、丹毒、急性蜂窝织炎,以及血栓性静脉炎、血栓闭塞性脉管炎等。

2. 溃疡洗药(山东中医药大学附属医院)

【处方】金银花、当归、白蔹各 30g,苦参、黄柏各 24g,乳香、没药、煅石决明各 12g,赤芍、连翘、大黄、甘草各 15g。

【用法】同解毒洗药。

【功用】消毒排脓、去腐生肌、收敛伤口。

【主治】一切溃疡脓性分泌物较少者,或慢性溃疡,伤口经久不愈合者,如下肢慢性溃疡、脉管炎肢体残端溃疡等。

3. 活血止痛散(山东中医药大学附属医院)

【处方】透骨草、延胡索、当归尾、姜黄、川椒、海桐皮、威灵仙、川牛膝、乳香、没药、羌活、白芷、苏木、五加皮、红花、土茯苓各 10g。

【用法】同解毒洗药。

【功用】活血散瘀、舒筋止痛。

【主治】血栓性静脉炎、下肢深静脉血栓形成、血栓闭塞性脉管炎、肢体动脉痉挛症等。

4. 二号洗药(山东中医药大学附属医院)

【处方】川乌、草乌、苍术、独活、桂枝、防风、艾叶、花椒、刘寄奴、红花、透骨草、伸筋草各 10g。

【用法】同解毒洗药。

【功用】温经散寒、活血通络。

【主治】血栓闭塞性脉管炎、肢体动脉痉挛症、下肢深静脉血栓形成等。

5. 回阳止痛洗药（山东中医药大学附属医院）

【处方】透骨草 30g，当归、赤芍、川椒、苏木各 15g，生南星、生半夏、生草乌、川牛膝、白芷、海桐皮各 10g。

【用法】同解毒洗药。

【功用】回阳止痛、活血通络。

【主治】一切肢体怕冷、发凉、疼痛者，如血栓闭塞性脉管炎、肢体动脉痉挛症等。

6. 止痒洗药（山东中医药大学附属医院）

【处方】蛇床子、地肤子、苦参、黄柏、鹤虱各 15g，蜂房、大黄、生杏仁、枯矾、白鲜皮、大枫子、朴硝、蝉衣、丹皮各 10g。

【用法】同解毒洗药。

【功用】清热燥湿、祛风杀虫、止痒。

【主治】下肢静脉曲张并发湿疹样皮炎、足癣等。

7. 燥湿洗药（经验方）

【处方】白鲜皮、马齿苋、苦参各 30g，黄柏、苍术各 15g。

【用法】同解毒洗药。

【功用】清热燥湿。

【主治】下肢静脉曲张并发湿疹样皮炎、足癣等。

此方剂尚老在临床上很常用，此方具有清热解毒、消肿敛疮、燥湿止痒功效。尚老常常用于下列病症：①下肢静脉曲张、下肢深静脉血栓形成并发瘀血性（湿疹样）皮炎或慢性溃疡，瘙痒，瘀肿，皮肤湿烂、渗液；②瘙痒性皮肤病，如湿疹、脂溢性皮炎等；③皮肤癣病，如手足癣、股癣等。临床治疗，可以取得良好的效果。

8. 硝矾洗药（经验方）

【处方】朴硝 12g，硼砂、明矾各 9g。

【用法】用开水冲化后，乘热浸洗患处或坐浴。

【功用】消炎、止痒、收敛。

【主治】内外痔发炎、血栓外痔、肛瘘发炎期,以及皮肤癣病、足癣、手足多汗症等。

9. 艾黄洗药(经验方)

【处方】艾叶、蒲公英各 50g,黄芩、丹参、白蔹各 30g。

【用法】加水煎汤,乘热浸洗患处或创口,每日 1~2 次,洗后,再常规换药。

【功用】清热解毒、生肌敛口。

【主治】用于下肢静脉疾病、闭塞性动脉疾病并发慢性溃疡等。

注:据尚老经验,艾叶、白蔹具有促进创口愈合作用。

10. 活血消肿洗药(经验方)

【处方】刘寄奴、海桐皮、苏木、羌活、大黄、芒硝各 30g,当归、川芎、红花、白芷、丹参、鸡血藤、泽兰、甘草各 10g。

【用法】煎汤,乘热浸洗患处,或湿热敷患处,每日 2 次。

【功用】活血消肿、软坚散结。

【主治】用于周围血管疾病肢体瘀血,慢性瘀血炎症,复发性丹毒所致象皮肿,外伤瘀血肿痛,肩周炎、增生性骨关节炎、跟骨刺等。是外科和周围血管疾病常用重要熏洗方剂。

11. 温脉通洗药(经验方)

【处方】当归、川芎、赤芍、艾叶、羌活各 20g,川椒、白芷、生附子、生南星、干姜、红花、甘草各 10g。

【用法】加水煎汤,乘热熏洗患处,每日 2 次,每次 30 分钟。

【功用】温经散寒、活血通脉。

【主治】用于周围血管疾病、肢体动脉痉挛症(阴寒证),肢体明显发凉、怕冷者。

12. 润肤洗药(经验方)

【处方】当归、黄柏各 25g,败酱草、甘草各 50g。

【用法】煎汤乘热熏洗或冷湿敷患处,每日 2 次,每次 30 分钟。对全身性皮肤病,每日应用 2~3 剂中药煎汤,乘热浸泡洗浴。

【功用】燥湿敛疮、消肿润肤。

【主治】用于急性湿疹、过敏性皮炎等皮肤糜烂、渗液、瘙痒者,下肢溃疡继发感染,冻疮等。对下肢静脉曲张并发溃疡久不愈合者,有良好效果,促进溃疡愈合。

注:尚老经验认为,当归、甘草具有促进创口愈合作用;败酱草有显著的清热燥湿功效。

13. 解毒散瘀洗药（经验方）

【处方】大黄 50g,芒硝、紫花地丁、芙蓉叶各 30g,川芎、红花、白芷、苏木、皂角刺各 15g。

【用法】加水煎汤,乘热熏洗患处或坐浴,每日 2 次。

【功用】清热解毒、消肿止痛。

【主治】急性化脓性感染疾病、丹毒等局部红肿热痛,下肢静脉瘀血炎症,外伤瘀血肿痛,以及痔疮肿痛等。

14. 四黄洗药（经验方）

【处方】大黄、紫花地丁各 50g,黄芩、黄柏、赤芍各 30g,黄连 10g。

【用法】加水煎汤,熏洗患处,或冷湿敷患处,每日 1~2 次。

【功用】清热解毒、消肿止痛。

【主治】外科急性化脓性感染疾病、丹毒,慢性肢体动脉闭塞性疾病,并发肢体感染者,下肢静脉曲张并发瘀血炎症,溃疡等。